上海蔡氏妇科
历代家藏医著集成

总主编　蔡小荪

副总主编　张婷婷
　　　　　金毓莉
　　　　　黄素英

蔡小香医案
临证随录

蔡小香　著　金毓莉　校注
蔡小香　著　王海丽　校注

上海科学技术出版社

内容提要

蔡氏妇科源远流长,是沪上知名的妇科流派,目前已传承至九代,在诊疗痛经、崩漏、月经不调、产后病、子宫内膜异位症、习惯性流产、不孕症等方面颇具临床特色。在历史长河中,蔡氏妇科历代传人均有不少医学著作留存于世,以妇科为多,这些著作或为经典解说,或为临床验案,或为用药心得,全面反映了蔡氏妇科多年来的学术沉淀与临床精华。本书收录了《蔡小香医案》《临证随录》二书。

本书可供中医临床医师、中医院校师生,以及中医爱好者参考阅读。

图书在版编目(CIP)数据

蔡小香医案 临证随录 / 蔡小荪总主编. —上海:上海科学技术出版社,2019.6
(上海蔡氏妇科历代家藏医著集成)
ISBN 978-7-5478-4438-0

Ⅰ.①蔡… Ⅱ.①蔡… Ⅲ.①中医妇产科学—医案—汇编 Ⅳ.①R271

中国版本图书馆CIP数据核字(2019)第080996号

蔡小香医案 临证随录
总主编 蔡小荪

上海世纪出版(集团)有限公司
上海科学技术出版社 出版、发行
(上海钦州南路71号 邮政编码200235 www.sstp.cn)
上海雅昌艺术印刷有限公司印刷
开本 787×1092 1/16 印张 18.5
字数 70千字
2019年6月第1版 2019年6月第1次印刷
ISBN 978-7-5478-4438-0 / R·1845
定价:128.00元

特别鸣谢

编写顾问

蔡　蓉　蔡伟民　蔡志民　姚之希　金长勤

编委会名单

总主编

蔡小荪

副总主编

张婷婷　金毓莉　黄素英

编　委

（按姓氏笔画排序）

王春艳　王海丽　王隆卉　付金荣　毕丽娟　刘邓浩

苏丽娜　沈　丽　张　利　陈　晖　陈　琼　陈旦平

杭远远　周　琦　周翠珍　莫惠玉　翁雪松　谭　丽

前言

上海江湾蔡氏妇科肇始于清代乾隆年间，迄今已传九代，历有 200 余年。

始祖蔡杏农，乾隆年间开始行医，精研岐黄，勤习理法方药，内妇各症，每获良效。

二世蔡半耕，杏农子，对于历代名家的医著及民间验方，广为吸取。无论时病伤寒、经带痘疹、内外妇儿均有建树，尤擅妇科。

三世蔡炳（枕泉），于妇科方面的四诊辨治、经验药方较具特色，著有《种橘山房医论》。

四世蔡兆芝（1826—1898），号砚香，清同治二年（1863 年）癸亥科贡生，封中宪大夫，花翎同知衔。他继承父业，精于妇科，文才医理，造诣精深。他曾经治愈宝山县令之疾，当时署令陈玉斌赠予"功同良相"匾额。著有《江湾蔡氏妇科述要》《女科秘笈》《验方秘录》《临证秘传——砚香识要》《素灵纂要》。

五世蔡小香（1863—1912），名钟骏，字轶侯，清光绪甲申黄科廪生，幼承庭训，克循医理，深研岐黄之术，造诣精湛，又得祖传流派要旨。后来蔡氏迁于上海老闸桥堍，江湾女科之名益盛。其设诊所于上海老闸万福楼后和街，门庭若市，妇孺皆知，名闻大江南北，于贫病者则送诊给药，颂者不绝。蔡小香热心教育和医学事业的发展。在江湾当地斥资兴办"蔡氏学堂""兢业师范学堂"，慷慨捐资南洋、新公学等学堂的办学，不仅捐资帮助精武体操学校的创办，并担任副会长，还创办了上海第一个医学讲习所——上海中医专科训练班以及蔡氏医学堂等培养中医人才。他邀集医界名流组织医务总会（后更名为中国医学会），担任会长，支持创办了近代中国第一份医学期刊《医学报》以及《上海医学杂志》，斥资创办了中国第一所中医医院并担任院长……短短 50 年生涯，其大量的创举被载入史册。蔡小香集各家之长，补土取法李东垣，滋阴崇尚朱丹溪，善权衡病情轻重，急病求速效，久病标本兼治。用药各有宜忌，不轻用峻厉之品，每方用药不过十味，世有"蔡一帖，九加一"之称。他于妇女经、带、胎、产病以调理为主，养血为先，切合妇女病理，治效特显，日诊百人以上，为当时上海四大名医之一。著有《通治验方》《临证随录》《蔡小香医案》。

六世蔡香荪（1888—1943），名章，字耀璋。曾肄业于第一届同济德文医学堂（现同济大学），秉承祖业，学贯中西，蜚声沪上，一生行善，口碑载道。他济困扶贫，送医给药，捐资筹款创办了江湾暑天医院和江湾时疫医院。他在 1932 年"一·二八"和 1937 年"八一三"两次淞沪抗战中，筹办难民所，组织救护队，并捐资营建了十九路军抗日阵亡将士忠烈墓（遗址在今场中路水电路，忠烈墓的墓碑铜牌今收藏于中国共产党第一次全国代表大会会址纪念馆，为国家一级文物），其率领的红十字队救护伤员数为沪上最多。蔡香荪担任了许多社会兼职，如江湾崇善堂董事、江湾救火会（现江湾消防中队，由蔡香荪创办，为国内现存最早由中国人创办的消防队）会长、江湾保卫团董事长、上海国医公会委员、中国医学院副院长等，曾数次历险营救中共地下党员，其一生，堪称"爱国爱民"的中医妇科名家。

七世蔡小荪（1923—2018），字一仁，号兰苑，小香公之

上海蔡氏妇科历代家藏医著集成

前言

005

孙。蔡小荪秉性敦厚，仁心仁术，父传师授，家学渊源。于妇科经病，主张以调为主，养血为先，理气为要。闭则不尚攻伐，崩则不专止涩。具体用药，对崩漏强调"求因为主，止血为辅"。痛经亦然，"求因为主，止痛为辅"。某些医著，被引誉为至理名言。他更借鉴现代医学各种检验，以助诊断。力主辨证必须辨病，结合四诊，益显疗效。处方用药，以精、简、廉、验为特色。主编《经病手册》《中国中医秘方大全》《中华名中医治病囊秘·蔡小荪卷》等，著有《蔡小荪验案集存》。

蔡氏妇科学术造诣、医德医风，久为社会及同道推崇，历七世而不衰。尤以数代积善，实非一般空言浮夸辈所可比拟。蔡氏妇科审证求因主张动态变化，脏腑辨证首重肝脾肾，调理冲任以理气为先，这些治学思想代代相传。至蔡小荪更是发古通今，衷中参西，创立妇科病审时论治学说与周期论治疗法。

蔡氏妇科虽已传至九代，历代传人亦有一些医著，然大多毁于战火。故至今除了蔡小荪本人及其弟子所撰写的蔡氏妇科医案或者临证经验，原汁原味的蔡氏妇科历代传人的医著尚未面世，究其原因可能是所存医著基本为手稿，大多是孤本，无抄本或刻本传世，众人甚至连蔡小荪本人均认为已湮没于战火，未有专人进行整理挖掘。

本套丛书为蔡小荪先生家藏，内容囊括蔡氏妇科学术思想（《种橘山房医论》《江湾蔡氏妇科述要》《临诊秘传——砚香识要》）、蔡氏医案及临诊经验（《蔡小香医案》《临证随录》《通治验方》《蔡小荪验案集存》）、蔡氏妇科用药特色（《蔡氏妇科丸散露酒膏丹辑录》《药性备查目录》）等方面，均为手抄本，将其进行影印、整理、点校，对蔡氏妇科流派医著的保护与传承，从本源上更好地理解蔡氏妇科家传的妇科学术思想的发展、临证经验以及用药用方等均有较大的作用。

具体收录书目内容如下。

《种橘山房医论》：由三世传人蔡枕泉所写，原以为已毁于战火，未曾想有手抄本传世。该书围绕妇科理论展开论述，分为女科调经、女科经闭、带下、小产、临产、产后六部分，每部分先论述相关医理，后附各个病种的相关方剂，并有剂量。蔡枕泉认为：经行于"血气用事，冲任流畅"，闭经"不过血滞血枯而已"，带下在邪湿热、在脏肝脾，小产预防在先，临产随机应变，产后百脉空虚，养护"九禁"、诊治"三冲三急三审"。该书对蔡氏女科起到学术引领的作用。

《临证秘传——砚香识要》：为蔡兆芝 73 岁时所著，当时正值其病后，略述而成，以冀绵延后世。分为望闻问切总论、望诊篇、闻诊篇、问诊篇、脉诊篇五篇，其总结了四诊的重要性、诊断的思路及方法，颇具临床价值。

《素灵纂要》：为蔡兆芝所著，该书对《素问》与《灵枢》中的条文进行摘抄，并阐述蔡氏对其的临床体会与理解，分为脏象、经络、病机、脉要、诊候、运气、审治诸篇。该书对深入理解《黄帝内经》的临床应用有较高的参考价值。

《江湾蔡氏妇科述要》：为蔡兆芝避难之时录以为鉴，目前仅蔡小荪抄本存世，原著已毁于战火。分为气血论、调经、月水不通、淋证、种子、保胎、小产、临产、产后、乳病、妇人诸病补余十一篇论述，分别阐述了妇女的经、带、胎、产的症状、病因病机与治法方药。

《蔡小香医案》：蔡小香著。该书收录了蔡小香的内科医案，以温病为主，从中可管窥蔡氏家族的学术传承。尤其值得一提的是，该医案完整体现了蔡小香每方用药不过十味的特点，"蔡一帖，九加一"在其中也得到了完整的体现。每个病案均有剂量，有较高的临床参考价值。

《临证随录》：蔡小香著。收录了蔡小香的 6 则医案，病种包括妊娠病、胃脘痛、淋证、虚损、不寐等诸多病证。

《蔡氏妇科丸散露酒膏丹辑录》：该书撰著者不详。前半部分收录了 212 首方剂，包含丸、散、膏、丹等多种剂型，为楷体书写；后半部分为行书，收录了当时之验方时方，后半部分落款"蔡小香敬刊"，从行书笔迹来看，与《蔡小香医案》笔迹一致，推测后半部分为蔡小香先生所录。该书据蔡小荪回忆为蔡氏妇科药房家传的药品制作与使用规范手册。书中收录了蔡氏妇科常用的六味地黄丸、女科八珍丸、桂附八味丸等，并阐述每味药物的适应证，使用范围与禁忌等事宜。

《药性备查目录》：该书收录了蔡氏妇科常用女科药物的用药经验，分为气部、血部、阳部、阴部、温暖部、泻火清热部、表部、痰部、风部、湿部、肺部、肝肾部、重镇安神部、涩敛部、峻下部、行水部、润肠利溲部、明目部、风湿部、软坚部、开窍部、杀虫部、导滞部、外科部、吐部、杂部共 26 个部分。分类与现今中药学有所不同，颇有女科临床特色。

《通治验方》：蔡小香著。收录了蔡小香的 37 则医案，病种涉及产后病、月经病、鼓胀、咳嗽、眩晕、头痛等诸多病种。反映了蔡小香用药经验与特色。

《蔡小荪验案集存》：该书收录了蔡小荪 1978 年自己撰写的妇科医案，包括痛经、子宫内膜异位症、月经过多、崩漏、虫积经阻、经来头痛、不孕、闭经、产后病、更年期综合征等妇科病症，病种齐全，用药充分体现了蔡氏妇科的家传特色与经验。同时配有作者按语，对诊疗的经过进行点评。

《蔡氏抄钱祝恩医案》：钱祝恩著，蔡氏抄。该书分上、下两册，由蔡氏抄于 1913 年，从钱祝恩以及蔡氏传人的生卒年推测，可能由蔡香荪所抄。钱祝恩，常州钱氏中医儿科第九代传人。钱氏中医儿科自明末钱祥甫始，传承延续十二代，已有 300 多年的历史。该书原由薛逸山自钱祝恩弟子许惟尊处抄录于 1911 年，后由蔡氏转抄而成，书中医案偏重妇科、儿科，前后有初复诊相对应，由此可见该医案具有较高的临床实用性。

本套丛书有以下特点：一是均为手抄本，目前未见其他抄本传世，有一定的版本价值。二是丛书内容偏重临床，基本为蔡氏妇科传人本人所著，具有较高的临床实用价值。三是手抄本铁划银钩、行云流水般书法富有艺术欣赏价值，将其影印不仅起到文献保存的目的，对中医药文化的传播与传承亦起到积极的推动作用。

上海蔡氏妇科流派是上海重要中医流派之一，设立了蔡小荪名中医经验传承工作室，2012 年初进入上海市中医药事业发展三年行动计划"海派中医流派传承工程建设项目"，成立"海派中医蔡氏妇科流派传承研究基地"；2012 年底获得"全国中医学术流派海派蔡氏妇科流派传承工作室"建设项目；2019 年 4 月入选国家中医药管理局全国中医学术流派传承工作室第二轮建设项目。这些项目对蔡氏妇科传承发展起到了推波助澜的作用。

本套丛书将蔡氏妇科历代家藏医著进行整理点校，将进一步完善蔡氏妇科理论体系，丰富蔡氏妇科诊疗方案及用药特色，对中医妇科流派的传承发展、名老中医经验的继承、非物质文化遗产的保护做出不可估量的贡献。

本套丛书成稿仓促，如有不足之处，恳请各位读者见谅，并给予批评指正。

编 者
2019 年 1 月

校注说明

《蔡小香医案》：蔡小香著。本书收录了蔡小香的内科医案，以温病为主，从中可管窥蔡氏家族的学术传承。尤其值得一提的是，该医案完整体现了蔡小香每方用药不过十味的特点，"蔡一帖，九加一"在其中也得到了完整的体现。每个病案均有剂量，有较高的临床参考价值。

《临证随录》：蔡小香著。收录了蔡小香的6则医案，病种包括妊娠病、胃脘痛、淋证、虚损、不寐等诸多病证。

本次整理内容主要有以下几个方面。

（1）原书为繁体竖版，根据出版要求，对原书进行重新句读，并改为规范简体字横排。

（2）综合运用本校、他校与理校三法进行整理，对原文的衍、脱、误、倒，分别予以删补增改。

（3）对原书中的异体字、俗体字，按照从俗、从简、书写方便和音义明确的原则，予以径改，不出校。

（4）对原书中个别冷僻字词等加以必要注音和解释。

（5）为保持书稿原貌，书中引文虽与原著文字歧异，但文理顺通，不悖原旨，或虽有违原趣，而是作者有意改动者，均不作订正。

总目录

上海蔡氏妇科历代家藏医著集成

蔡小香医案

蔡小香 著

金毓莉 校注

目录^①

① 注：目录原缺，据正文补。

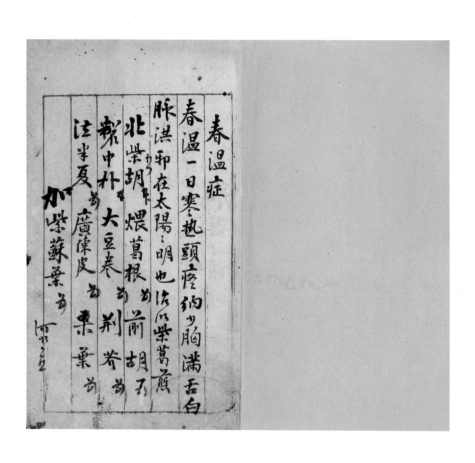

春温症

春温一日寒热頭疼納少胸満舌白

脉洪邪在太陽之明也传入柴葛煎

北柴胡　　煨葛根　　前胡

紫中朴　　大豆卷　　荆芥

法半夏　　廣陳皮　　栗栗

加柴蘇葉

上 卷

春温症

春温一日，寒热头疼，纳少胸满，舌白脉洪，邪在太阳、阳明也。治以柴葛煎。

北柴胡（水炒）五分　煨葛根钱半　前胡钱半　制中朴一钱　大豆卷钱半　荆芥钱半　法半夏钱半　广陈皮钱半　桑叶钱半

加紫苏叶钱半。河水煎。

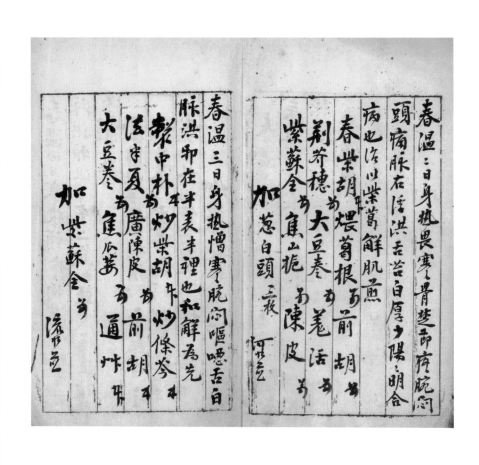

春温三日身热畏寒骨楚而病脘闷
頭痛脉右偏洪舌苔白厚少陽陽明合
病也治以柴葛解肌煎
　春柴胡　煨葛根　前胡
　荆芥穗　大豆卷　羌活
　紫蘇全　真山栀　陳皮
加　葱白頭三枝　　　何仰之

春温三日身热憎寒而脘闷嘔噁舌白
脉洪邪在半表半裡也和解為先
　製半朴　炒紫胡朱炒條芩
　法半夏　廣陳皮　前胡本
　大豆卷　焦瓜蔞　通炒
如紫蘇全　　　徐仲之

春温二日，身热畏寒，骨楚节疼，脘^①闷头痛，脉右浮洪，舌苔白厚。少阳、阳明合病也。治以柴葛解肌煎。

春柴胡_{五分}　煨葛根_{钱半}　前胡_{钱半}　荆芥穗_{钱半}　大豆卷_{钱半}　羌活_{钱半}　紫苏全_{钱半}　焦山栀_{钱半}　陈皮_{钱半}

加葱白头三枚。河水煎。

春温三日，身热憎寒，纳少脘闷，呕恶舌白，脉洪。邪在半表半里也。和解为先。

制中朴_{一钱}　炒柴胡_{五分}　炒条芩_{一钱}　法半夏_{钱半}　广陈皮_{钱半}　前胡_{一钱}　大豆卷_{钱半}　焦瓜蒌_{钱半}　通草_{五分}

加紫苏全钱半。流水煎。

---

① 脘：原为"腕"，据文义改。下同。

上海蔡氏妇科历代家藏医著集成

蔡小香医案

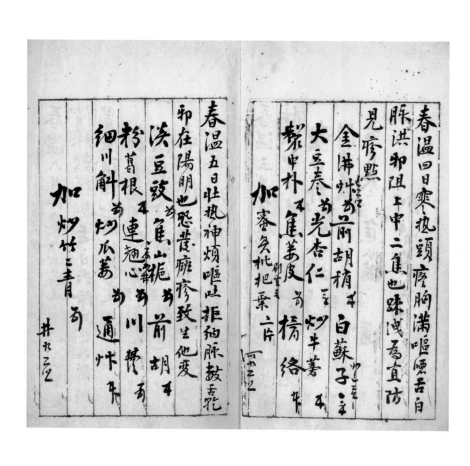

春温四日發熱頭疼胸滿嘔噁舌白
脈洪邪阻上中二焦也踈泄為宜防
見疹點
　金沸艸　前胡梗　白蘇子
　大豆卷　光杏仁　炒牛蒡
　鮮中朴　焦薏皮　橘絡
加蜜灸枇杷葉二片

春温五日壯熱神煩嘔吐　脈數舌乾
邪在陽明也恐發癍疹致生他變
　淡豆豉　焦山梔　前胡
　粉葛根　連翹心　川鬱
　細川斛　炒瓜蔞　通艸
加炒竹二青

春温四日，寒热头疼，胸满呕恶，舌白脉洪。邪阻上中二焦也。疏泄为宜。防见疹点。

金沸草（包煎）钱半　前胡梢一钱　白苏子（炒煎）二钱　大豆卷钱半光杏仁二钱　炒牛蒡一钱　制中朴一钱　焦蒌皮钱半　橘络五分

加蜜炙枇杷叶（刷去毛）二片。河水煎。

春温五日，壮热神烦，呕吐拒纳，脉数舌干。邪在阳明也。恐发瘢疹，致生他变。

淡豆豉钱半　焦山栀钱半　前胡一钱　粉葛根一钱　连翘心（辰砂拌）钱半　川郁①钱半　细川斛钱半　炒瓜蒌钱半　通草五分

加炒竹二青钱半。井水煎。

---

① 川郁：指川郁金。

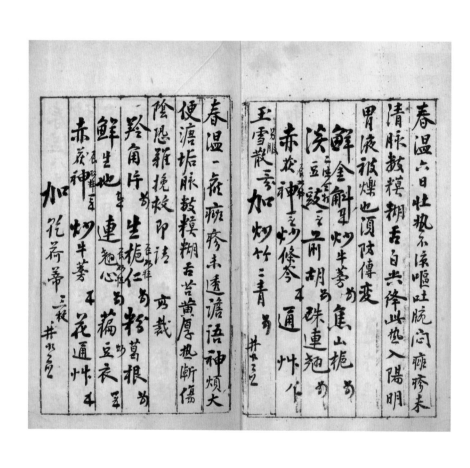

春温六日壮热不退呕吐脘闷瘫疹未

清脉教糢糊舌白共降此热入阳明

胃液被燥也頂防傳变

鮮金斛炒牛蒡焦山栀

淡豆豉川胡珠連翘

赤茯神妙條芩通州

玉雪散加炒竹三青

春温一瘖瘫疹未透譫語神煩大

便溏垢脉教糢糊舌苔黄厚热断傷

陰恐雞挽救即诸方裁

羚角片生栀仁粉葛根

鮮生地連翘心蕱豆衣

赤茯神炒牛蒡花通州

加花荷蒂三枚

春温六日，壮热不凉，呕吐脘闷，瘟疹未清，脉数模糊，舌白尖绛。此热入阳明，胃液被烁也。须防传变。

鲜金斛五钱　炒牛蒡钱半　焦山栀钱半　淡豆豉三钱（二味合打）　前胡钱半　朱连翘钱半　赤茯神（辰砂拌）三钱　炒条芩一钱　通草八分　玉雪散（另服）三分

加炒竹二青钱半。井水煎。

春温一候，瘟疹未透，谵语神烦，大便溏垢，脉数模糊，舌苔黄厚，热渐伤阴。恐难挽救，即请高裁。

羚角片钱半　生栀仁（辰砂拌）钱半　粉葛根钱半　鲜生地五钱　连翘心（辰砂拌）钱半　扁豆衣（炒）三钱　赤茯神（辰砂拌）三钱　炒牛蒡一钱　花通草一钱

加干荷蒂三枚。井水煎。

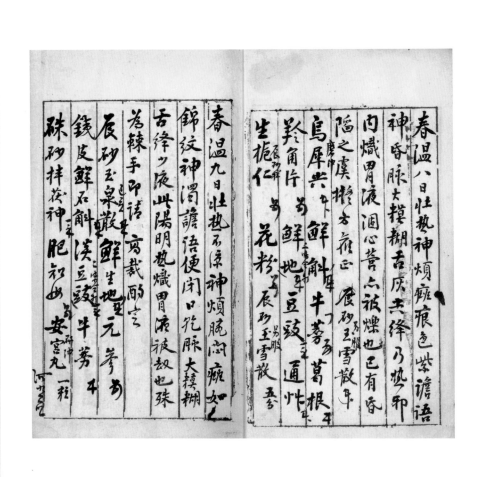

春溫八日壯熱神煩癍痕色紫譫語

神昏脈大糢糊舌灰尖絳乃熱邪

內燼胃液涸心瞀六祓爍也已有昏

隔之虞擬方宜正　辰砂玉雪散

烏犀尖　鮮斛　牛蒡　葛根

羚角片　鮮地　豆豉　通艸

生栀仁　　花粉　辰砂玉雪散

春溫九日壯熱不除神煩脘悶癍如乙

錦紋神濶譫語便閉口乾脈大糢糊

舌絳少液此陽明熱燼胃液被劫也殊

為棘手即諸寶裁酌云

辰砂玉泉散　鮮生地　元參

鏡皮鮮石斛　淡豆豉　牛蒡

硃砂拌茯神　肥知母　安宮丸一粒

春温八日，壮热神烦，癍痕色紫，谵语神昏，脉大模糊，舌灰尖绛。乃热邪内炽，胃液涸，心营亦被烁也。已有昏陷之虞。拟方候正。

乌犀尖（磨冲）五分　鲜斛五钱　牛蒡钱半　葛根一钱　羚角片钱半、鲜地五钱（二味合打）　豆豉三钱　通草五分　生栀仁（辰砂拌）钱半　花粉钱半　辰砂玉雪散（另服）五分

春温九日，壮热不凉，神烦脘闷，癍如锦纹，神浊谵语，便闭口干，脉大模糊，舌绛少液。此阳明热炽，胃液被劫也。殊为棘手，即请高裁酌定。

辰砂玉泉散（包煎）五钱　鲜生地五钱　元参钱半　铁皮鲜石斛五钱、淡豆豉二钱（二味合打）　牛蒡一钱　朱砂拌茯神三钱　肥知母钱半　安宫丸（研冲）一粒

河水煎。

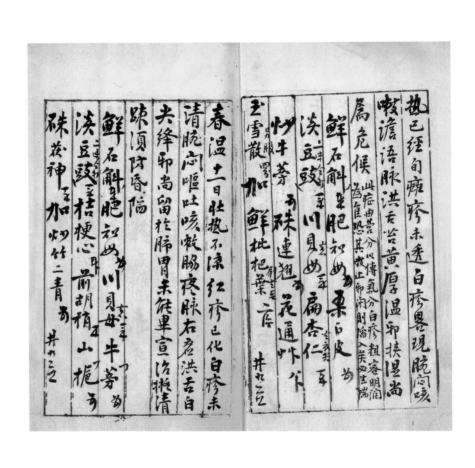

热已经旬痧疹未透白痦叠现脘闷咳
嗽谵语脉洪舌苔黄厚温邪挟湿尚
属危候　此症由营分以传气分白痦粗密明润
　　　　　　　为佳恐其从止邪滞则陷入夹必生端
鲜石斛生肥知母　　栗白皮
淡豆豉　　　川贝母　　扁杏仁
炒牛蒡子　　珠连翘　　花通草
玉雪散 另服 加　鲜枇杷叶
　　　　　　　　　　　　井丸二五

　　　　　　　　　　　　　　　　春温十一日壮热不减红疹已化白痦未
清脘宣咽吐咳嗽胁疼脉右芤洪舌白
夹绛邪尚留于肺胃未能畢宣泾嗽清
跂须阿香隔
鲜石斛肥知母　川贝母　牛蒡子
淡豆豉三桔梗心　前胡梢　山栀子
硃茯神　加炒竹二青
　　　　　　　　　　　井丸二五

热已经旬，癍疹未透，白疹略现，脘闷咳嗽谵语，脉洪舌苔黄厚。温邪挟湿，尚属危候。此症由营分以传气分，白疹粗密明润为佳，恐其嗽止邪闭则陷入矣。必生喘。

鲜石斛五钱　肥知母钱半　桑白皮钱半、淡豆豉三钱（二味合打）　川贝母（去心）三钱　扁杏仁（去衣尖）三钱　炒牛蒡钱半　朱连翘钱半　花通草八分　玉雪散（另服）四分

加鲜枇杷叶（刷去毛）二片。

春温十一日，壮热不凉，红疹已化，白疹未清，脘闷呕吐，咳嗽胁疼，脉右虚洪，舌白尖绛。邪尚留于肺胃，未能毕宣，治拟瘀清疏，须防昏陷。

鲜石斛五钱　肥知母钱半　川贝母（去心）三钱　牛蒡钱半、淡豆豉三钱（二味合打）　桔梗心五分　前胡梢一钱　山栀钱半　朱茯神三钱

加炒竹二青钱半。井水煎。

上海蔡氏妇科历代家藏医著集成

蔡小香医案

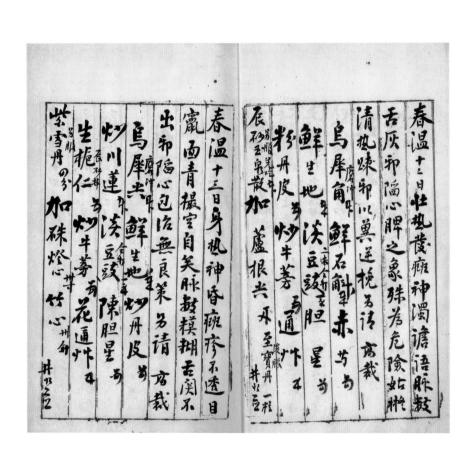

春温十二日，壮热发痉，神浊谵语，脉数舌灰，邪陷心脾之象。殊为危险，姑拟清热疏邪，以冀逆挽，另请高裁。

乌犀角（磨冲）五分　鲜石斛五钱　赤芍钱半　鲜生地五钱、淡豆豉（二味合打）三钱　胆星钱半　粉丹皮钱半　炒牛蒡钱半　通草一钱　辰砂玉泉散（另服先吃）五分

加芦根尖一两、至宝丹一粒（后服）。井水煎。

春温十三日，身热神昏，瘢疹不透，目窜面青，撮空自笑，脉数模糊，舌关不出，邪陷心包，治无良策，另请高裁。

乌犀尖（磨冲）五分　鲜生地五钱　炒丹皮钱半　炒川连①五分　淡豆豉（合打）三钱　陈胆星钱半　生栀仁（辰砂拌）钱半　炒牛蒡钱半　花通草一钱　紫雪丹（另服）四分

加朱灯心三寸、竹心卅针。井水煎。

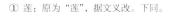

---

① 莲：原为"蓮"，据文义改。下同。

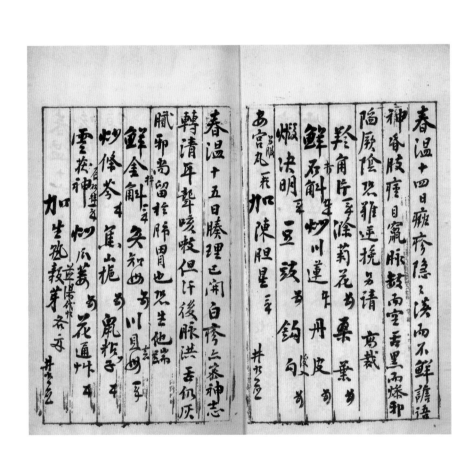

春温十四日瘢疹隱々溲而不鮮譫語神昏肢痙目竄脈數而窒舌黑而燥邪陷厥陰恐難逆挽另請高裁

羚角片一錢　滁菊花二錢　桑葉二錢

鮮石斛先煎　炒川連七分　丹皮二錢

煅決明五錢　豆豉三錢　鈎句後下二錢

另服安宫丸一粒　加陳胆星一錢　井水煎

春温十五日腠理已開白瘖亦透神志轉清耳聾咳嗽但汗後脈洪舌仍灰膩邪尚留於肺胃也恐生他端

鮮金斛打先煎一兩　炙知母二錢　川貝母去心三錢

炒條芩一錢　焦山梔二錢　鼠粘子一錢

雲茯神辰砂拌三錢　炒瓜蔞三錢　花通草一錢

加生熟穀芽各一兩並煎代水　井水煎

春温十四日，瘢疹隐隐，淡而不鲜，谵语神昏，肢痉目窜，脉数而空，舌黑而燥，邪陷厥阴，恐难拟挽，另请高裁。

羚角片三钱　滁菊花钱半　桑叶钱半　鲜石斛（打）五钱　炒川连五分　丹皮钱半　煅决明三钱　豆豉钱半　钩勾（后入）钱半　安宫丸（另服）一粒

加陈胆星三钱。井水煎。

春温十五日，腠理已开，白疹亦密，神志转清，耳聋咳嗽，但汗后脉洪，舌仍灰腻。邪尚留于肺胃也。恐生他端。

鲜金斛（杵）三钱　炙知母钱半　川贝母（去心）三钱　炒条芩一钱　焦山栀钱半　鼠粘子（炒）一钱　云茯神（辰砂拌）三钱　炒瓜蒌钱半　花通草一钱

加生熟谷芽（煎汤代水）各二两。井水煎。

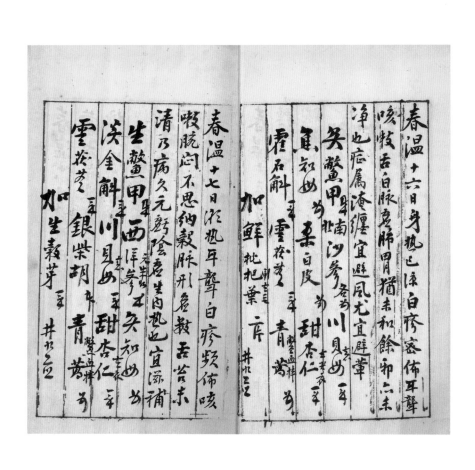

春温十六日，身热已凉，白疹密布，耳聋咳嗽，舌白脉虚。肺胃犹未和，余邪亦未净也。症属淹缠，宜避风，尤宜避荤。

炙鳖甲五钱　南北沙参各钱半　川贝母（去心）三钱　焦知母钱半

桑白皮钱半　甜杏仁（去尖衣）三钱　霍石斛三钱　云茯苓三钱　青蒿（鳖血拌）钱半

加鲜枇杷叶（刷去毛）二片。井水煎。

春温十七日，潮热耳聋，白疹频布，咳嗽脘闷，不思纳谷，脉形虚数，舌苔未清。乃病久元亏阴虚生内热也。宜滋补。

炙鳖甲五钱　西洋参（元米炒）一钱　炙知母钱半　淡金斛三钱　川贝母（去心）三钱　甜杏仁（去衣）三钱　云茯苓三钱　银柴胡五分　青蒿（鳖血拌）钱半

加生谷芽三钱。井水煎。

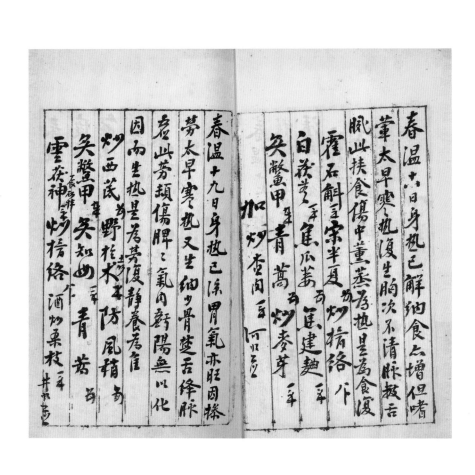

春温六日身热已解纳食乍增但嗜
荤太早寒热复生胸次不清脉数较吉
腻此挟食伤中董燕蒡热星高食复
霍石斛三　宋半夏　　炒橘络一斤
白茯苓一年　焦瓜蒌　　医建麹半
炙鳖甲二年　青蒿二　　炒麦芽一年
加炒杏仁三　　　　阿以

春温十九日身热已减胃气亦旺因搽
劳太早寒热又生细少骨楚吾降脉
客此芳顏傷脾之氣内鬱陽無以化
因而生热星为劳復静養為佳
炒西芪　野稻术三　防風精多
炙鳖甲二　炙知母二　青黃二
雲茯神三　炒橘络斤　酒炒桑枝一年

春温十八日，身热已解，纳食亦增，但嗜荤太早，寒热复生，胸次不清，脉数舌腻。此挟食伤中，熏蒸为热，是为食复。

霍石斛三钱　宋半夏钱半　炒橘络八分　白茯苓三钱　焦瓜蒌钱半
焦建曲三钱　炙鳖甲五钱　青蒿钱半　炒麦芽三钱

加炒查肉三钱。河水煎。

春温十九日，身热已凉，胃气亦旺，因操劳太早，寒热又生，纳少骨楚，舌绛脉虚。此劳顿伤脾，脾气内亏，阳无以化，因而生热，是为劳复，静养为佳。

炒西芪钱半　野于术（土炒）一钱　防风梢钱半　炙鳖甲五钱　炙知母三钱　青蒿钱半　云茯神（辰砂拌）三钱　炒橘络八分　酒炒桑枝三钱

井水煎。

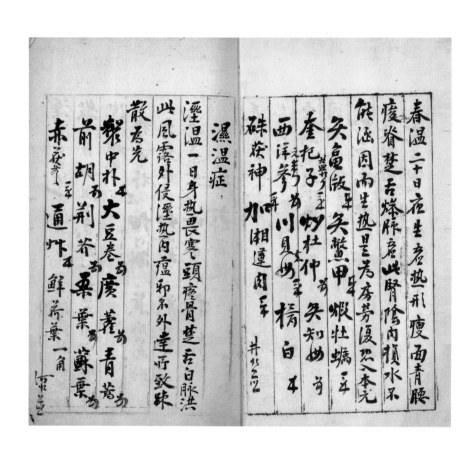

春温二十日，夜生虚热，形瘦面青，腰酸脊楚，舌燥脉虚。此肾阴内损，水不能涵，因而生内热。是为房劳复，恐入本元。

炙龟版五钱　炙鳖甲五钱　煅牡蛎三钱　奎杞子（盐水炒）三钱　炒杜仲钱半　炙知母钱半　西洋参（元米炒）钱半　川贝母（去心）三钱　橘白一钱　朱茯神三钱

加湘莲肉三钱。井水煎。

湿温症

湿温一日，身热畏寒，头疼骨楚，舌白脉洪。此风露外侵，湿热内蕴，邪不外达所致，疏散为先。

制中朴一钱　大豆卷钱半　广藿钱半　青蒿钱半　前胡钱半　荆芥钱半　桑叶钱半　苏叶钱半　赤茯苓三钱　通草一钱　鲜荷叶一角

河水煎。

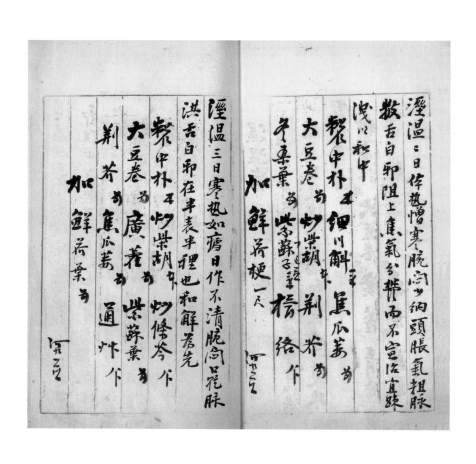

濕溫二日㿓熱憎寒脘悶少納頭脹氣粗脈
散舌白邪阻上焦氣少樞兩不宣佐宜疎
滲以和中
薑中朴一錢　細川斛二　真瓜蔞二
大豆卷三　炒紫胡五分　荆芥錢
千枇葉二　炒紫蘇子二錢　橘絡八分
加鮮荷梗一尺

濕溫三日寒熱如瘧日作不清脘悶口花脈
洪舌白邪在半表半裡也和解為先
薑中朴五分　炒紫胡五　炒條芩八分
大豆卷三　廣藿三　紫蘇葉五
荆芥錢　焦瓜蔞三　通艸八
加鮮荷葉三

湿温二日，体热憎寒，脘闷少纳，头胀气粗，脉数舌白，邪阻上焦气分，郁而不宣。治宜疏泄以和中。

制中朴一钱　细川斛三钱　焦瓜蒌钱半　大豆卷钱半　炒柴胡五分
荆芥钱半　冬桑叶钱半　紫苏子（炒，包煎）三钱　橘络八分

加鲜荷梗一尺。河水煎。

湿温三日，寒热如疟，日作不清，脘闷口干，脉洪舌白。邪在半表半里也。和解为先。

制中朴一钱　炒柴胡五分　炒条芩八分　大豆卷钱半　广藿钱半
紫苏叶钱半　荆芥钱半　焦瓜蒌钱半　通草八分

加鲜荷叶钱半。河水煎。

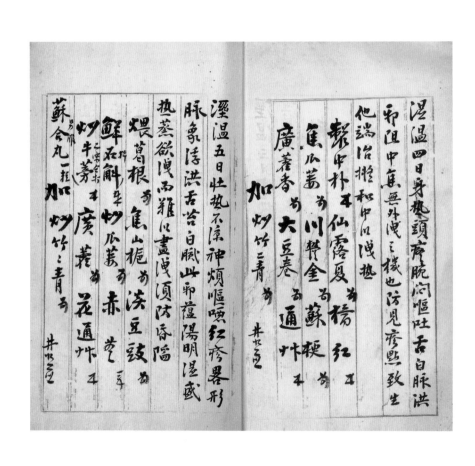

温温四日身热頭庤脘问嘔吐舌白脈洪

郁阻中焦無外洩之機也防見疹點致生

他端治擬和中以洩热

馨中朴 仙露夏 檽紅

焦瓜蒌 川貝金 蘇梗

廣藿香 大豆卷 通艸

加 炒竹二青 井水煎

温温五日壯热不凔 神煩嘔喃紅疹器形

脈象浮洪舌苔白膩邪郁蘊陽明湿盛

热蒸欲洩而雜以盡洩須防昏隔

煨葛根 焦山梔 淡豆豉

鮮石斛 炒瓜蒌 赤苓

炒牛蒡 廣藿 花通艸

蘇合丸一粒加 炒竹二青 井水煎

湿温四日，身热头疼，脘闷呕吐，舌白脉洪，邪阻中焦，无外泄之机也。防见疹点，致生他端。治拟和中以泄热。

制中朴一钱　仙露夏钱半　橘红一钱　焦瓜蒌钱半　川郁金钱半　苏梗钱半　广藿香钱半　大豆卷钱半　通草一钱

加竹二青钱半。井水煎。

湿温五日，壮热不凉，神烦呕恶，红疹略形，脉象浮洪，舌苔白腻。此邪蕴阳明，湿盛热蒸欲泄而难以尽泄，须防昏陷。

煨葛根钱半　焦山栀钱半　淡豆豉钱半　鲜石斛（杵）五钱　炒瓜蒌钱半　赤苓三钱、炒牛蒡（二味合打）一钱　广藿一钱　花通草一钱　苏合丸（另服）一粒。

加炒竹二青钱半。井水煎。

溼温六日汦热不凉　面青齘烙欬牧氣

粗紅参陰之汦两無神脉形足凉舌苔

黄腻此陰君邪恝湿欬化热也防香隔

冬龟版（年）　英鳖甲（年）　烦牡蠣（三）

鮮金斛（牛）　京川貝（三）　真知母（三）

淡豆豉（三）　廣藿（香）　青蒿（如）

玉雪散（多服三）加　藿久枕杷葉（一两）

溼温一旐壮热神烦瘡疹隐々便闭妄言

脉形君数舌色灰黄此湿邪化热薰蒸络

替不宣清陽為之業閉恃有番隔之虞

鮮石斛（羊肥）（如母）　京川貝（三）

淡豆豉（三）　青蒿（如）　鼠粘子（下）

珠菱神（三）　連翘心（如）　廣藿梗（如）

先服玉雪散　加　更衣丸卞

湿温六日，淡①热不凉，面青齿燥，咳嗽气粗，红疹隐隐，淡而无神，脉形尺虚，舌苔黄腻。此阴虚邪恋，湿欲化热也。防昏陷。

炙龟版五钱　炙鳖甲五钱　煅牡蛎三钱　鲜石斛五钱　京川贝（去心）三钱　焦知母钱半、淡豆豉三钱（二味合打）　广藿钱半　青蒿钱半　玉雪散（另服）三分

加蜜炙枇杷叶（刷去毛）二片，井水煎。

湿温一候，壮热神烦，㾦疹隐隐，便闭妄言，脉形虚数，舌色灰黄。此湿邪化热薰蒸，络郁不宣，清阳为之蒙闭，将有昏陷之虞。

鲜石斛五分　肥知母钱半　京川贝（去心）三钱、淡豆豉三钱（二味合打）　青蒿钱半　鼠粘子（炒）五分　朱茯神三钱　连翘心（辰砂拌）钱半　广藿梗钱半　辰砂玉雪散（先服）六分

加更衣丸（另服）五分。井水煎。

---

① 淡：当作"但"。下同。

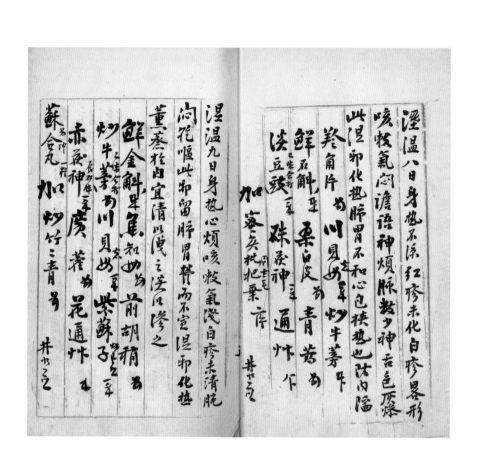

湿温八日身热不除 红疹未化白疹叠形

咳嗽气阻谵语神烦脉数少神舌色灰燥

此湿邪化热肺胃不和心包挟热也防内隔

羚角片 川贝母 炒牛蒡子

鲜石斛 栗白皮 青蒿

淡豆豉 茯神 通炒下

加蓉矢枇杷叶序

湿温九日身热心烦咳嗽气浅白疹未清腕

尚花呕此邪留肺胃赞而不宣湿邪化热

董蒸搓肉宜清以渗之湿邪化热

鲜金斛果集 前胡

炒牛蒡子 川贝母 紫苏子

赤茯神 广藿 花通炒

苏合丸 加炒竹二青号

湿温八日，身热不凉，红疹未化，白疹略形，咳嗽气闷，谵语神烦，脉数少神，舌色灰燥，此湿邪化热，肺胃不和，心包挟热也，防内陷。

羚角片钱半　川贝母（去心）三钱　炒牛蒡五分　鲜石斛五钱　桑白皮钱半　青蒿钱半、淡豆豉三钱（二味合打）　朱茯神三钱　通草八分

加蜜炙枇杷叶（刷去毛）二片。井水煎。

湿温九日，身热心烦，咳嗽气浅，白疹未清，脘闷干呕。此邪留肺胃，郁而不宣，湿邪化热薰蒸于内，宜清以泄之，淡以渗之。

鲜石斛五钱　焦知母钱半　前胡梢钱半、炒牛蒡钱半（二味合打）　川贝母（去心）三钱　紫苏子（炒）三钱　赤茯神（辰砂拌）三钱　广藿钱半　花通草一钱　苏合丸（另冲）一粒

加炒竹二青钱半。井水煎。

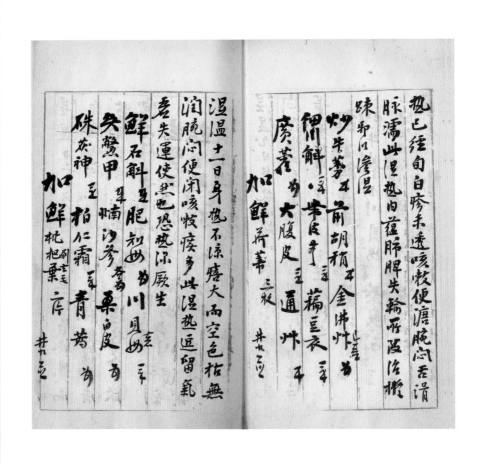

热已经旬白㾦未透咳呛便溏脘闷舌谵
脉濡此温热内蕴肺脾失输乎没治撝
　　咏邪口冷温
炒牛蒡子　前胡梢　金沸草
佩兰　枇皮　藕豆衣
广郁　大腹皮　通州
　　加鲜荷蒂三枚

温温十一日身热不凉瘰大而空色枯无
润脘闷便闭咳嗽多此温热逗留气
吾失運使恐热涼厥生
鲜石斛　肥知母　川贝母
嫩沙参　栗皮　青蒿
炒鳖甲　柏仁霜
珠茯神　加鲜枇杷粟二序

热已经旬，白疹未透，咳嗽便溏，脘闷舌滑，脉濡，此湿热内蕴，肺脾失输所致。治拟疏邪以渗湿。

炒牛蒡一钱　前胡梢一钱　金沸草（包煎）钱半　细川斛三钱　带皮苓三钱　扁豆衣三钱　广藿钱半　大腹皮三钱　通草一钱。

加鲜荷蒂三枚。井水煎。

湿温十一日，身热不凉，瘄大而空，色枯无润，脘闷便闭，咳嗽痰多。此湿热逗留，气虚失运使然也。恐热弥厥生。

鲜石斛五钱　肥知母钱半　川贝母（去心）三钱　炙鳖甲五钱　南北沙参各钱半　桑白皮钱半　朱茯神三钱　柏仁霜三钱　青蒿钱半

加鲜枇杷叶（刷去毛）二片。井水煎。

温温十二日身热浃而无汗自疹茂而
即阴脘闷气粗谵语神䝉模糊舌
苔灰黑带腻此正虚邪恋温热交争欲
泄而难以畫泄特有番隔之虞

生鳖甲 北沙参 知母 川贝
鲜金斛 珠辰神 元参 青蒿
淡豆豉 秋石 井儿元

温温十三日壮热不凉白疹颁佈谵语耳
聋咳牧胁痛苔燥舌绛脉数舌绛此极
久伤阴胃液已耗肺阴亦损也珠为危险

鲜金斛 肥知母 川贝
头鳖甲 羚角片 炒滁菊
珠辰神 青蒿 橘络
另珍珠一粒加入安宫丸 水羚冬枇杷叶二片

湿温十二日，身热淡而无汗，白疹发而即阴，脘闷气粗，谵语神晕，脉数模糊，舌灰黑带腻，此正虚邪恋，湿热交争，欲泄而难以尽泄，将有昏陷之虞。

生鳖甲五钱　北沙参钱半　知母钱半　川贝（去心）三钱　鲜石斛五钱　朱茯神三钱　元参（炒）钱半　青蒿钱半、淡豆豉三钱（合打）

加淡秋石三钱。井水煎。

湿温十三日，壮热不凉，白疹频布，谵语耳聋，咳嗽胁痛，齿燥唇焦，脉数舌绛。此热久伤阴，胃液已耗，肺阴亦损也。殊为危险。

鲜金斛五钱　肥知母钱半　川贝母（去心）三钱　炙鳖甲五钱　羚角片钱半　炒滁菊钱半　朱茯神三钱　青蒿钱半　橘络一钱　安宫丸（另冲）一粒

加蜜炙枇杷叶（刷去毛）二片。井水煎。

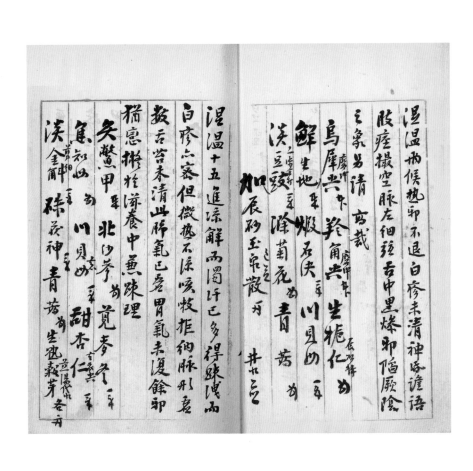

温温挟候挟热邪不退白痦未清神疲谵语
股痉撮空脉左细弦舌中黑燥邪陷厥阴
之象易清　宜截

犀角尖
乌犀尖　羚角尖　生栀仁
鲜生地　蝦石决　川贝母
淡豆豉　滁菊花　青蒿
加辰砂玉枢散开　廿九岁

温温十五进逶解两阅汗已多得𣊒溥雨
白痦六容但微热不逶咳牧排细脉形害
散舌苔未清此脾氣已耗胃氣未復馀邪
犹恋撕柽㴱养中蒝疎理
炙鳖甲　北沙参　觅参
集　川贝母　甜杏仁
淡金甫　稀荄神　青蒿　生谷穀芽各方

湿温两候，热邪不退，白疹未清，神昏谵语，肢瘛撮空，脉左细弦，舌中黑燥。邪陷厥阴之象，另请高裁。

乌犀尖（磨冲）五分　羚角尖（磨冲）五分　生栀仁（辰砂拌）钱半　鲜生地五钱　煅石决三钱　川贝母二钱、淡豆豉三钱（二味合打）　滁菊花钱半　青蒿钱半

加辰砂玉泉散（包煎）一两。井水煎。

湿温十五[①]，进凉解而浊汗已多得疏泄，而白疹亦密，但微热不凉，咳嗽拒纳，脉形虚数，舌苔未清。此肺气已虚，胃气未复，余邪犹恋。拟于滋养中兼疏理。

炙鳖甲五钱　北沙参钱半　覔麦冬三钱　焦知母钱半　川贝母（去心）三钱　甜杏仁（去衣尖）三钱　淡金斛（剪细）三钱　朱茯神三钱　青蒿钱半　生熟谷芽（煎汤代水）各二两

① 十五：当作"十五日"。

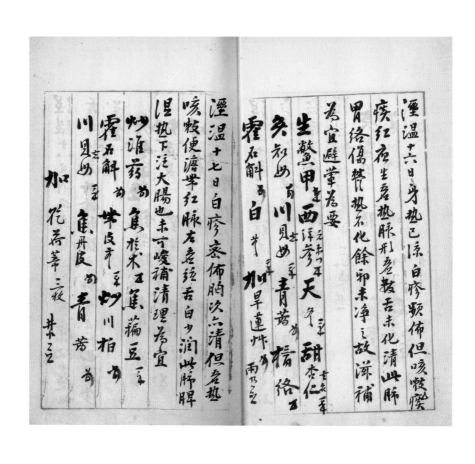

湿温十六日身热已凉白痧颖佈但咳嗽嗽

痧红布生甚热脉形虚数舌未化清此肺

胃络偶餐热犹不化餘邪未净之故溥補

为宜避荤為要

生鳖甲　西洋参　天竺　甜杏仁

炙知母　川貝母　青蒿　橘絡

霍石斛　白芍　加旱蓮艸

湿温十七日白痧密佈胸次六清但甚热

嗽躭便溏舉红脉右甚弦舌白少润此肺脾

湿热下泣大腸也未可峻補清理為宜

炒淮药　焦穀米五箴　藕豆

霍石斛　牡丹皮　炒川柏

川貝母　加花蒂三枚

湿温十六日，身热已凉，白痧频布，但咳嗽痰红，夜生虚热，脉形虚数，舌未化清。此肺胃络伤，郁热不化，余邪未净之故。滋补为宜，避荤为要。

生鳖甲五钱　西洋参（元米炒）一钱　天冬三钱　甜杏仁（去衣）三钱　炙知母钱半　川贝母（去心）三钱　青蒿钱半　橘络一钱　霍石斛钱半　白苓三钱

加旱莲草钱半。雨水煎。

湿温十七日，白痧密布，胸次亦清，但虚热咳嗽，便溏带红，脉左虚弦，舌白少润。此肺脾湿热下注大肠也，未可峻补，清理为宜。

炒淮药钱半　焦于术一钱　焦扁豆三钱　霍石斛钱半　带皮苓三钱　炒川柏钱半　川贝母（去心）三钱　焦丹皮钱半　青蒿钱半

加干荷蒂三枚。井水煎。

上海蔡氏妇科历代家藏医著集成

蔡小香医案

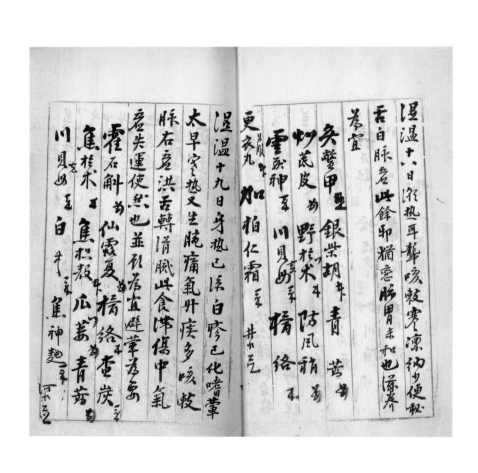

湿温十八日，潮热耳聋，咳嗽寒凛，纳少便秘，舌白脉虚。此余邪犹恋，肺胃未和也。滋养为宜。

炙鳖甲五钱　银柴胡五分　青蒿钱半　炒芪皮钱半　野于术（炒）一钱　防风梢钱半　云茯神三钱　川贝母（去心）三钱　橘络一钱　更衣丸（另服）五分

加柏仁霜三钱。井水煎。

湿温十九日，身热已凉，白疹已化，嗜荤太早，寒热又生，脘痛气升，痰多咳嗽，脉右虚洪，舌转滑腻。此食滞伤中，气虚失运使然也。并顾为宜，避荤为要。

藿石斛钱半　仙露夏钱半　橘络一钱　查①炭三钱　焦于术一钱　焦枳壳五分　瓜蒌钱半　青蒿钱半　川贝母（去心）三钱　白苓三钱　焦神曲三钱

河水煎。

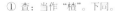

---

① 查：当作“楂”。下同。

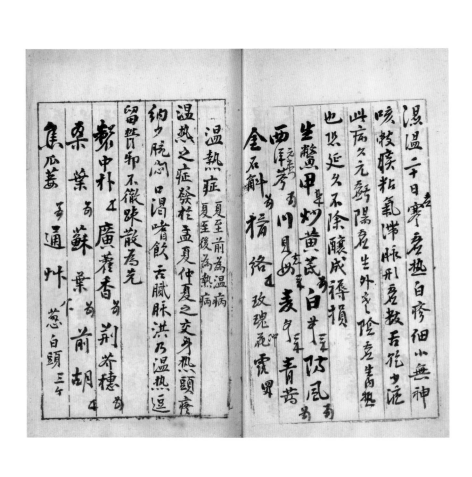

湿温二十日寒热昏热白疹细小无神

咳救痰粘气滞脉形昏救舌花少津

此病久元齶陽君生外奪陰君生内热

也災延久不除醸成褥損

金石斛　橘络　玫瑰花　露罗

西洋参　川貝　麦冬　青蒿

生鳖甲　炒黄芪　白芍　防風

温熱症

温热之症發於孟夏仲夏之交身热頭痛

納少脘閟口渴嗜飲舌膩脈洪乃温热逗

留贅郛不徹疎散為先

黎中朴　廣藿香　荆芥穗

桑葉　蘇葉　前胡

焦瓜萎　通州　葱白頭三个

湿温二十日，虚寒虚热，白疹细小无神，咳嗽痰黏气滞，脉形虚数，舌干少液。此病久元亏，阳虚生外寒，阴虚生内热也。恐延久不除，酿成褥损。

生鳖甲五钱　炒黄芪钱半　白苓三钱　防风钱半　西洋参（元米炒）钱半　川贝母（去心）三钱　麦冬三钱　青蒿钱半　金石斛钱半　橘络一钱　玫瑰花露（冲）四两。

温热症

夏至前为温病，夏至后为热病

温热之症，发于孟夏仲夏之交，身热头疼，纳少脘闷，口渴嗜饮，舌腻脉洪。乃温热逗留，郁邪不彻，疏散为先。

制中朴一钱　广藿香钱半　荆芥穗钱半　桑叶钱半　苏叶钱半　前胡一钱　焦瓜蒌钱半　通草八分　葱白头三个

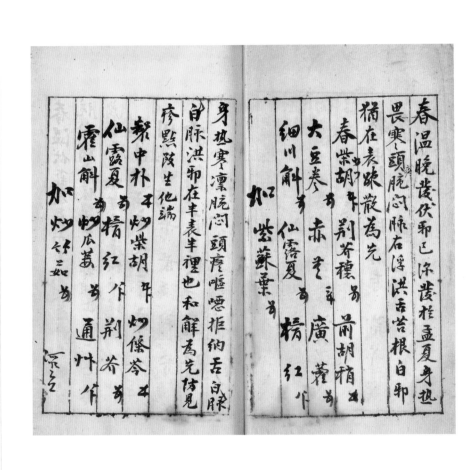

春温晚發伏邪已深發在孟夏身熱
畏寒頭脘悶脈右浮洪舌根白耶
猶在表煉散為先
春柴胡平 荊芥穗 $\frac{吗}{吗}$ 前胡稍 $\frac{出}{吗}$
大豆卷 $\frac{吗}{吗}$ 赤芩 $\frac{平}{吗}$ 廣藿 $\frac{吗}{吗}$
細川斛 $\frac{吗}{吗}$ 仙露夏 $\frac{吗}{吗}$ 橘紅 $\frac{吗}{吗}$
如紫蘇葉 $\frac{吗}{吗}$

身熱寒凜脘悶頭疼嘔惡拒納舌白膩
甘脈洪邪在半表半裡也和解為先防見
疹點蔭生他端
蔻中朴 $\frac{平}{吗}$ 炒柴胡 $\frac{平}{吗}$ 炒條芩 $\frac{平}{吗}$
蒙中朴 $\frac{平}{吗}$ 橘紅 $\frac{吗}{吗}$ 荊芥 $\frac{吗}{吗}$
仙露夏 $\frac{吗}{吗}$ 炒瓜蔞 $\frac{吗}{吗}$ 通州 $\frac{吗}{吗}$
霍山斛 $\frac{吗}{吗}$ 加炒竹二如 $\frac{吗}{吗}$
深气

春温晚发，伏邪已弥，发于孟夏，身热畏寒，头疼脘闷，脉右浮洪，舌苔根白，邪犹在表，疏散为先。

春柴胡（水炒）五分　荆芥穗钱半　前胡梢一钱　大豆卷钱半　赤苓三钱　广藿钱半　细川斛钱半　仙露夏钱半　橘红八分

加紫苏叶钱半。

身热寒凛脘闷，头疼呕恶拒纳，舌白脉洪，邪在半表半里也，和解为先，防见疹点，致生他端。

制中朴一钱　炒柴胡五分　炒条芩一钱　仙露夏钱半　橘红八分　荆芥钱半　霍山斛钱半　炒瓜蒌钱半　通草八分

加炒竹茹钱半。河水煎。

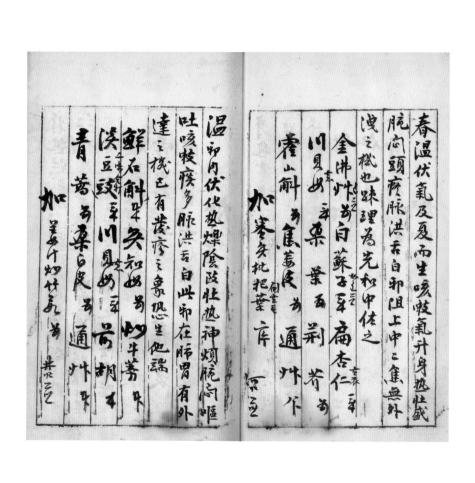

春温伏气，及夏而生，咳嗽气升，身热壮盛，脘闷头疼，脉洪，舌白。邪阻上中二焦，无外泄之机也，疏理为先，和中佐之。

金沸草（包煎）钱半　　白苏子（炒，包煎）三钱　　扁杏仁（去衣）三钱　川贝母（去心）三钱　　桑叶钱半　　荆芥钱半　　霍山斛钱半　焦蒌皮钱半　通草八分

加蜜炙枇杷露（刷去毛）二片。河水煎。

温邪内伏，化热烁阴，致壮热神烦，脘闷呕吐，咳嗽痰多，脉洪，舌白。此在肺胃有外达之机，已有发疹之象，恐生他端。

鲜石斛五钱　　炙知母钱半　　炒牛蒡五分、淡豆豉三钱（二味合打）　川贝母（去心）三钱　　前胡一钱　　青蒿钱半　　桑白皮钱半　　通草五分

加姜汁炒竹茹钱半。井水煎。

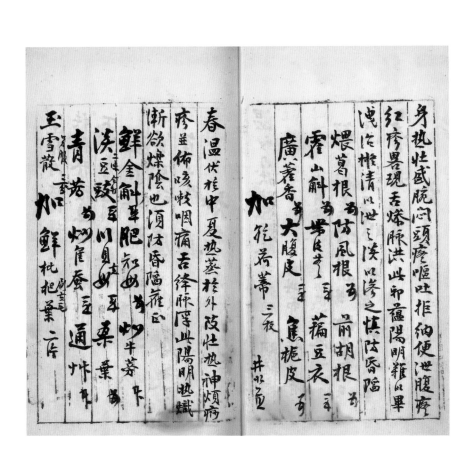

身热壯盛脘悶痿喔嘔吐排納便泄腹痺
紅疹暑現舌烙脈洪此邪蘊陽明難以畢
涎沿橫清以泄之浹以滲之慎防昏隄
煨葛根　陳風根　前胡根
霍山斛　藊豆衣　廣藿香
加　大腹皮　焦梔皮
花茹蒂　井水煎

春溫伏樞中夏熱蒸樞外改壯熱神煩病
疹並佈咳牧咽痛舌絳脈浮此陽明熱蘊
斷欲煤陰也須防昏隄症
鮮金斛　草肥知母　炒牛蒡
淡豆豉　川貝母　桑葉
青蒿　炒尾廛　通料
玉雪散　加　鮮枇杷葉

身热壮盛，脘闷头疼，呕吐拒纳，便泄腹疼，红疹略现，舌燥，脉洪。此邪蕴阳明，难以毕泄。治拟清以泄之，淡以渗之，慎防昏陷。

煨葛根钱半　防风根钱半　前胡根钱半　霍山斛钱半　带皮苓三钱
扁豆衣三钱　广藿香钱半　大腹皮三钱　焦栀皮钱半

加干荷蒂三枚。井水煎。

春温伏于中，夏热蒸于外，致壮热神烦，痧疹并布，咳嗽咽痛，舌绛脉浮。此阳明热炽，渐欲烁阴也。须防昏陷候正。

鲜金斛五钱　肥知母钱半　炒牛蒡五分、淡豆豉三钱（二味合打）　川贝母（去心）三钱　桑叶钱半　青蒿钱半　炒僵蚕三钱　通草五分　玉雪散（另服）三分

加鲜枇杷叶（刷去毛）二片。

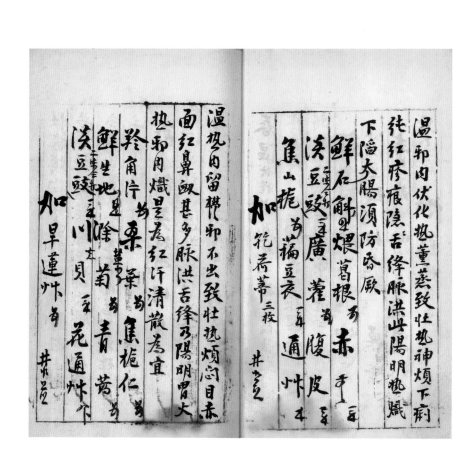

温邪内伏化热薰蒸致壮热神烦下痢
纯红疹瘰隐舌绛脉洪□阳明热炽
下隔大肠须防香厥

鲜石斛煨葛根 赤□
淡豆豉三 广藿 腹皮
焦山栀 福豆衣 通
加 枳壳荷蒂三枚 井

温热内留攒邪不出致壮热烦□目赤
面红鼻衄甚多脉洪舌绛乃阳明胃大
热而月燃晕是为红汗清散为宜

羚角片 桑叶 焦栀仁
鲜生地 菊 青蒿
淡豆豉 川贝 花通
如 旱莲 井

温邪内伏，化热薰蒸，致壮热神烦，下痢纯红，疹痕隐隐，舌绛，脉洪。此阳明热炽，下陷大肠，须防昏厥。

鲜石斛四钱　煨葛根钱半　赤苓三钱、淡豆豉三钱（二味合打）　广藿钱半　腹皮三钱　焦山栀钱半　扁豆衣三钱　通草一钱

加干荷蒂三枚。井水煎。

温热内留，郁邪不出，致壮热烦闷，目赤面红，鼻衄甚多，脉洪，舌绛。乃阳明胃火，邪热内炽，是为红汗，清散为宜。

羚角片钱半　桑叶钱半　焦栀仁钱半　鲜生地五钱　滁菊（盐水炒）钱半　青蒿钱半、淡豆豉三钱（二味合打）　川贝（去心）三钱　花通草八分

加旱莲草钱半。井水煎。

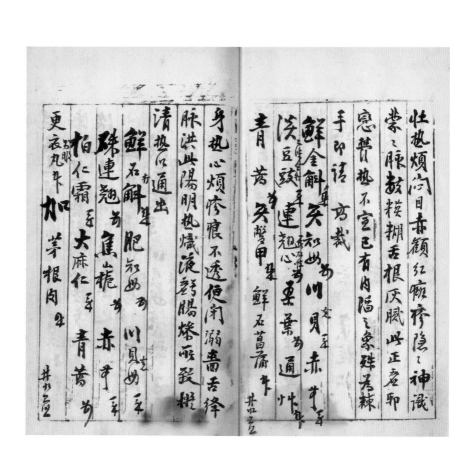

壮热烦闷目赤颧红瘰疹隐～神识
蒙～脉数糢糊舌根灰腻此正气耶
恶势热不宣已有内陷之象殊莫棘
手印语多裁

鲜金斛量矢
川贝量
赤芎量
淡豆豉量
连翘心量
束叶量
青蒿量
矢瞥甲量
鲜石菖蒲量

廿州己

身热心烦疹痕不透便闭溺少舌绛
脉洪此阳明热燃液鹤肠熔而致糢
清热己通出

鲜石斛量
肥知母量
川贝量
硃连翘量
真山栀量
赤芎量
柏仁霜量
大麻仁量
青蒿量

更衣九午如茅根肉量

廿州己

壮热烦闷，目赤颧红，痁疹隐隐，神识蒙蒙，脉数模糊，舌根灰腻。此正虚邪恋，郁热不宣，已有内陷之象。殊为棘手，即请高裁。

鲜金斛五钱　炙知母钱半　川贝（去心）三钱　赤苓三钱、淡豆豉三钱（二味合打）　连翘心（辰砂拌）钱半　桑叶钱半　通草五分　青蒿钱半 炙鳖甲五钱　鲜石菖蒲五分

井水煎。

身热心烦，疹痕不透，便闭溺嗇^①，舌绛脉洪。此阳明热炽，液亏肠燥所致。拟清热以通出。

鲜石斛（打）五钱　肥知母钱半　川贝母（去心）三钱　朱连翘钱半 焦山栀钱半　赤苓三钱　柏仁霜三钱　火麻仁三钱　青蒿钱半　更衣丸（另服）五分

加茅根肉四钱。井水煎。

---

① 嗇：当作"濇"，即涩。

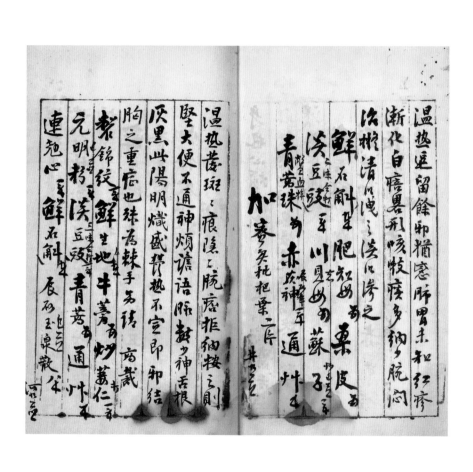

温热逆留餘邪稽患肺胃未和红疹
渐化白瘖暑邪咳牧痰多纳少脘闷
治拟清化澳之澄心涤之
鲜石斛　肥知母　桑皮
淡豆豉　川贝母　蘇子
青蒿珠　赤苓神　通艸
加蔘　炙枇杷葉二斤

温热发斑ㄥ痕陷ㄥ腕癌拒細按之則
堅大便不通神煩譫语瀝掛少神舌根
灰黑此陽明熾盛鬱热不宣即即結
胸之重痼也殊為棘手多語　商藏
鮮　生地　牛蒡　炒萋仁二钱
瞀錦纹　淡豆豉　青蒿艸　通艸本
兄明粉　鮮石斛　辰砂玉泉散八分
連翘心

温热逗留，余邪犹恋，肺胃未和，红疹渐化，白瘖略形，咳嗽痰多，纳少脘闷。治拟清以泄之，淡以渗之。

鲜石斛五钱　肥知母钱半　桑皮钱半、淡豆豉三钱（二味合打）　川贝母钱半　苏子（炒，包煎）二钱　青蒿珠（鳖血拌）钱半　赤茯神（辰砂拌）三钱　通草一钱

加蜜炙枇杷叶而二片。井水煎。

温热发斑，斑痕隐隐，脘痞拒纳，按之则坚，大便不通，神烦谵语，脉数少神，舌根灰黑。此阳明炽盛，郁热不宣，即邪结胸之重症也。殊为棘手，另请高裁。

制锦纹三钱　鲜生地五钱　牛蒡钱半　炒蒌仁（打）三钱　元明粉（包煎）三钱、淡豆豉三钱（二味合打）　青蒿钱半　通草一钱　连翘心三钱　鲜石斛五钱　辰砂玉泉散（包煎）八钱

河水煎。

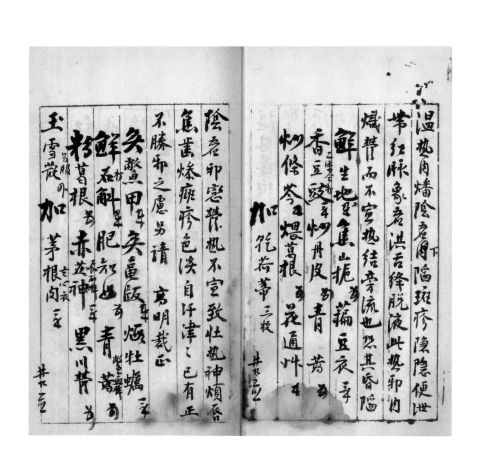

温热内燔阴亏肝隔斑疹隐隐便泄

苔红喉象咨洪舌绛脱液此热邪内

燔而不宣热结旁流也恐其昏隔

鲜生地炭焦山栀藕豆衣

香豆豉炒丹皮青蒿

炒佟芩爆葛根花通草

加 花苓萆三枚

阴音卯憲藝甦不宣致牡丹神烦唇

焦齿燥瘀疹色凟自汗津乄已有正

不胜邪之虑另请 高明裁正

炙鳖鱼甲炙童版烟牡蛎

鲜石斛肥知母青蒿

粉葛根赤茯神黑川芍

玉雪散另服外 加茅根 井水煎

温热内燔，阴虚下陷，斑疹隐隐，便泄带红，脉象虚洪，舌绛脱液，此热邪内炽，郁而不宣，热结旁流也。恐其昏陷。

鲜生地五钱　焦山栀钱半　扁豆衣三钱、香豆豉三钱（二味合打）　炒丹皮钱半　青蒿钱半　炒条芩一钱　煨葛根钱半　花通草一钱

加干荷蒂三枚。井水煎。

阴虚邪恋，郁热不宣，致壮热神烦，唇焦齿燥，癍疹色淡，自汗津津，已有正不胜邪之虑，另请高明裁正。

炙鳖甲五钱　炙龟版五钱　煅牡蛎三钱　鲜石斛（打）五钱　肥知母钱半　青蒿（鳖血拌）钱半　粉葛根钱半　赤茯神（辰砂拌）三钱　黑川郁钱半　玉雪散（另服）四分

加茅根肉（去心衣）三钱。井水煎。

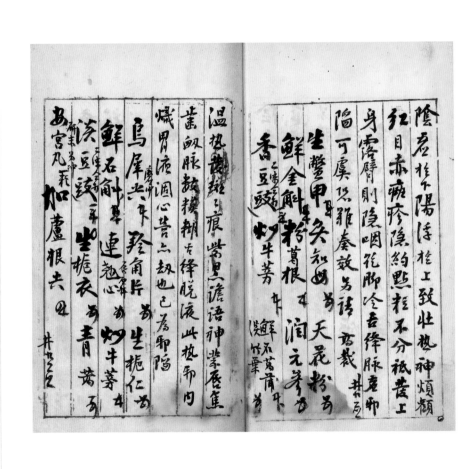

陰君推下陽浮於上致壯热神煩額
紅目赤瘀疹隱約點粘不分祇昔上
身露癖胃則隱咽花腳冷吾舌絳庢邪
陷可虞悠雜秦敦多语　吾哉　井共急
生鱉甲炙知母另　天花粉另
鮮金斛另葛根另　潤元參另
香豆豉另炒牛蒡　鮮石莒蒲另

温热發斑另痕常見讝语神樂屑箕
業蚓脈数模糊舌絳脫液此热邪内
熾胃液调心昔六劫也已為邪陷
烏犀尖另　珍角片另　生梔仁另
鮮石斛另　連翹心另　炒牛蒡另
谈豆豉另　生梔衣另　青蒿另
安宫丸研　加蘆根共

阴虚于下，阳浮于上，致壮热神烦，颧红目赤，瘢疹隐约，点粒不分，只发上身，露臂则隐，咽干脚冷，舌绛脉虚，邪陷可虞。恐难奏效，另请高裁。

生鳖甲五钱　炙知母钱半　天花粉钱半　鲜金斛五钱　粉葛根一钱　润元参钱半、香豆豉三钱（二味合打）　炒牛蒡五分　鲜石菖蒲五分　淡竹叶钱半

温热发斑，斑痕紫黑，谵语神蒙，唇焦齿衄，脉数模糊，舌绛脱液。此热邪内炽，胃液涸，心营亦衄也。已为邪陷。

乌犀尖（磨冲）五分　羚角片钱半　生栀仁钱半　鲜石斛五钱　连翘心（辰砂拌）钱半　炒牛蒡一钱、淡豆豉三钱（二味合打）　生栀衣钱半　青蒿钱半　安宫丸（研末另冲）一粒

加芦根尖四钱。井水煎。

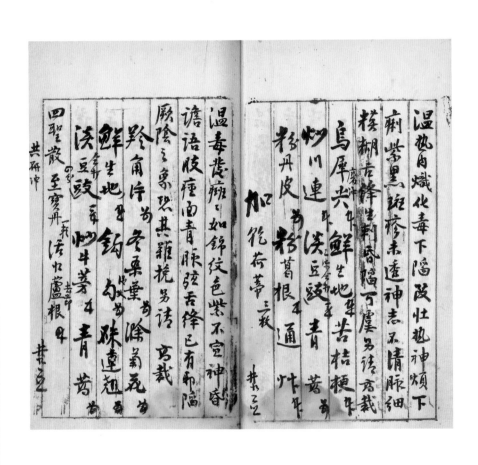

温热内炽，化毒下陷，致壮热神烦，下痢紫黑，斑疹未透，神志不清，脉细模糊，舌绛生刺。昏陷可虞，另请高裁。

乌犀尖（磨冲）五分　鲜生地五钱　苦桔梗五分　炒川连五分、淡豆豉三钱（二味合打）　青蒿钱半　粉丹皮钱半　粉葛根一钱　通草五分

加干荷蒂三枚。井水煎。

温毒发瘀，瘀如锦纹，色紫不宣，神昏谵语，肢痉面青，脉弦舌绛。已有邪陷厥阴之象，恐其难挽，另请高裁。

羚角片钱半　冬桑叶钱半　滁菊花钱半　鲜生地五钱　钩勾（后入）钱半　朱连翘钱半、淡豆豉三钱（合打）　炒牛蒡一钱　青蒿钱半　四圣散四分　至宝丹一粒　活水芦根（去节）四钱

共研冲。井水煎。

上海蔡氏妇科历代家藏医著集成

蔡小香医案

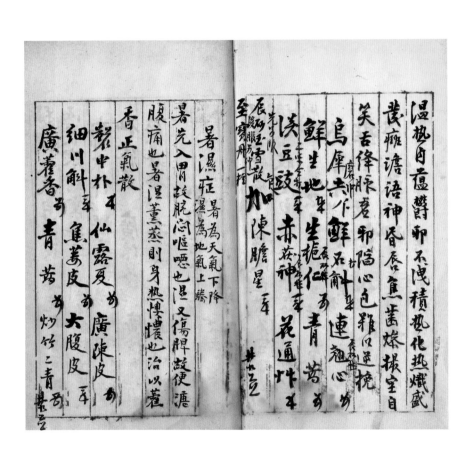

温热自痢瘴邪不泄积热化热炽盛

羔瘟谵语神昏唇焦齿燥揽空目

笑舌绛邪隔心包难以逆挽

乌犀尖　石斛　连翘心

鲜生地　生栀仁　青蒿

淡豆豉　赤茯神　花通州

加陈胆星

暑湿症暑为天气下降湿为地气上蒸

先入胃故脘闷呕恶也湿又伤脾故便溏

腹痛也暑湿熏蒸则身热懊憹也治以藿

香正气散

馨中朴　仙露夏　广陈皮

细川斛　焦苡皮　大腹皮

广藿香　青蒿　炒竹二青

温热内蕴，郁邪不泄，积热化热，炽盛发瘛，谵语神昏，唇焦齿燥，撮空自笑，舌绛脉虚。邪陷心包，难以逆挽。

乌犀尖（磨冲）八分　鲜石斛（打）五钱　连翘心（辰砂拌）钱半　鲜生地五钱　生栀仁（辰砂拌）钱半　青蒿钱半、淡豆豉三钱（二味合打）　赤茯神（辰砂拌）三钱　花通草一钱　辰砂玉雪散（先另服）六分　至宝丹（后服另冲）一粒

加陈胆星三钱。井水煎。

暑湿症

暑为天气下降，湿为地气上腾。

暑先入胃，故脘闷呕恶也。湿又伤脾，故便溏腹痛也。暑湿薰蒸，则身热懊憹也。治以藿香正气散。

制中朴一钱　仙露夏钱半　广陈皮钱半　细川斛三钱　焦菱皮钱半　大腹皮三钱　广藿香钱半　青蒿钱半　炒竹二青钱半

井水煎。

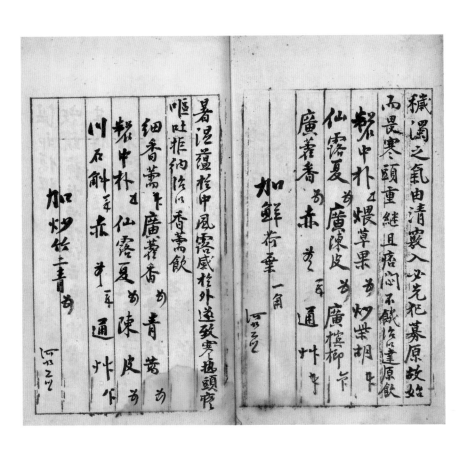

秽浊之氣由清竅入必先犯募原故姑
以畏寒頭重繼且痞悶不饑作薑原飲
蔻仁樸 煨草果 炒柴胡
仙露夏 廣陳皮 廣檳榔
廣藿香 赤苓 通草
加鮮荷蒂一角

暑濕蘊積中風露感於外遂致寒熱頭疼
嘔吐拒納諸症香薷飲
細香薷 廣藿香 青蒿
蔻仁樸 仙露夏 陳皮
川石斛 赤苓 通草
加炒佩蘭

秽浊之气由清窍入，必先犯募原，故始而畏寒头重，继且痞闷不饿。治以达原饮。

制中朴一钱　煨草果钱半　炒柴胡五分　仙露夏钱半　广陈皮钱半
广槟榔六分　广藿香钱半　赤苓二钱　通草五分

加鲜荷叶一角。河水煎。

暑湿蕴于中风，露感于外，遂致寒热头疼，呕吐拒纳。治以香薷饮。

细香薷五分　广藿香钱半　青蒿钱半　制中朴一钱　仙露夏钱半
陈皮钱半　川石斛三钱　赤苓三钱　通草八分

加炒竹二青钱半。河水煎。

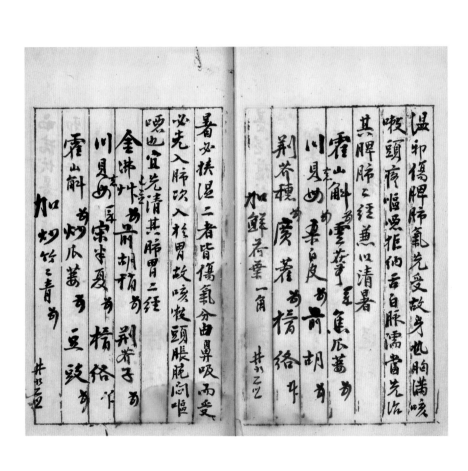

温邪傷脾肺氣先受故身也胸滿咳
嗽頭疼廥惆噁抴納呆白腑濡當先治
其脾肺之經薇以清暑
霍山斛　雲茯苓　焦瓜蔞
川貝母　車前皮　前胡
荆芥穗　廣藿　橘絡
加鮮荷葉一角
井水二盅

暑必挾湿二者皆傷氣分由鼻吸而受
必先入肺次入於胃故咳嗽頭脹脘悶嘔
噁也宜先清其肺胃二經
金沸艸　前胡梗　荆芥子
川貝母　宋半夏　橘絡
霍山斛　炒瓜蔞　豆豉
加炒竹二青匀
井水二盅

温邪伤脾，肺气先受，故身热胸闷咳嗽，头疼呕恶拒纳，舌白脉濡，当先治其脾肺之经，兼以清暑。

霍山斛钱半　云茯苓三钱　焦瓜蒌钱半　川贝母（去心）钱半　桑白皮钱半　前胡钱半　荆芥穗钱半　广藿钱半　橘络五分

加鲜荷叶一角，井水煎。

暑必挟湿，二者皆伤气分，由鼻吸而受，必先入肺，次入于胃，故咳嗽、头胀、脘闷、呕恶也。宜先清其肺胃二经。

金沸草（包煎）钱半　前胡梢钱半　荆芥子钱半　川贝母（去心）三钱　宋半夏钱半　橘络八分　霍山斛钱半　炒瓜蒌钱半　豆豉钱半

加炒竹二青钱半。井水煎。

上海蔡氏妇科历代家藏医著集成

蔡小香医案

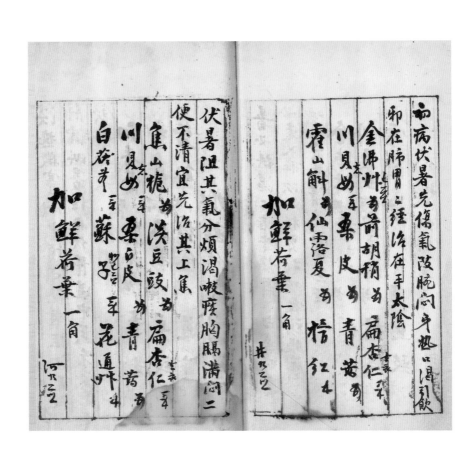

病伏暑先傷氣肢腕悶牟拟口渴引飲

邪在肺胃之經治在乎太陰

金沸艸　前胡稍　扁杏仁

川貝母　桑皮　青蒿

霍山斛　仙半夏　橘紅

加鮮荷葉一角

伏暑阻其氣分煩渴呟嚏胸膈滿悶二

便不清宜先治其上焦

焦山梔　淡豆豉　扁杏仁

川貝母　桑白皮　青蒿

白茯苓　蘇子　花通艸

加鮮荷葉一角

初病伏暑先伤气，致脘闷身热，口渴引饮，邪在肺胃之经，治在手太阴。

金沸草（包煎）钱半　前胡梢钱半　扁杏仁（去衣）三钱　川贝母（去心）三钱　桑皮钱半　青蒿钱半　霍山斛钱半　仙露夏钱半　橘红一钱

加鲜荷叶一角。井水煎。

伏暑阻其气分，烦渴嗽痰，胸膈满闷，二便不清。宜先治其上焦。

焦山栀钱半　淡豆豉钱半　扁杏仁（去衣）三钱　川贝母（去心）三钱桑白皮钱半　青蒿钱半　白茯苓三钱　苏子（炒，包煎）三钱　花通草一钱

加鲜荷叶一角。河水煎。

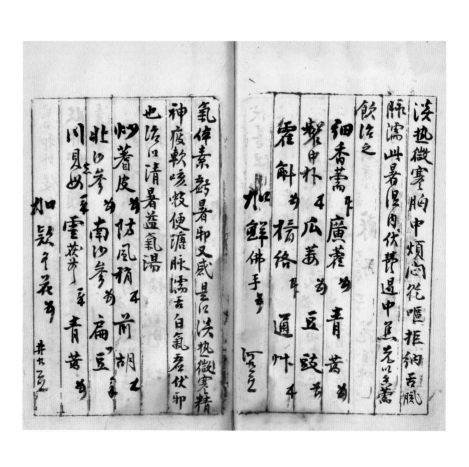

淡地微寒胸中煩悶花嘔拒納舌膩
脈濡此暑濕内伏蒂遏中道宜以芳薌
飲治之
細香薷五 廣藿香三 青蒿三
蟹申朴一 瓜蔞皮三 豆豉五
霍斛五 橘絡一 通草一
加鮮佛手三

氣體素虧暑邪又感昨已淡熱微寒精
神疲軟欬致便溏脈濡舌白氣呑伏卵
也治以清暑益氣湯
炒蒼皮三 防風稍一 前胡一
北口参三 南沙参三 扁豆二
川貝母三 雲茯苓一 青蒿三
如款不花三 井北豆

淡热微寒，胸中烦闷，干呕拒纳，舌腻，脉濡。此暑湿内伏，郁遏中焦，先以香薷饮治之。

细香薷五分　广藿钱半　青蒿钱半　制中朴一钱　瓜蒌钱半　豆豉钱半　霍斛钱半　橘络五分　通草一钱

加鲜佛手钱半。河水煎。

气体素亏，暑邪又感，是以淡热微寒，精神疲软，咳嗽便溏，脉濡舌白，气虚伏邪也。治以清暑益气汤。

炒芪皮钱半　防风梢一钱　前胡一钱　北沙参钱半　南沙参钱半　扁豆（炒）三钱　川贝母（去心）三钱　云茯神三钱　青蒿钱半

加款冬花钱半。井水煎。

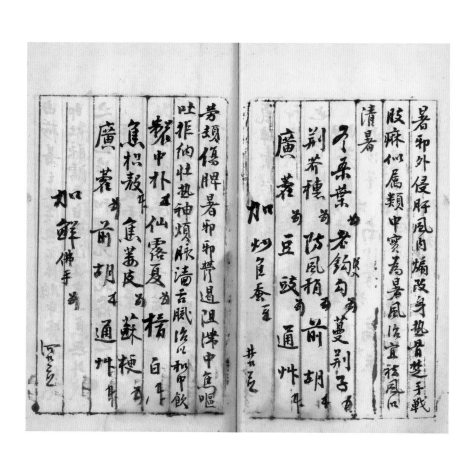

暑邪外侵肝風內煽改身熱骨楚手戰
股麻似屬類中實為暑風治宜袪風

清暑

子桑葉　老鈎勾　蔓荆子
荆芥穗　防風梢　前胡
廣藿　豆豉　通艸
加炒自秦艽

芳穢偽脾暑邪脾胛過渴沸中焦嘔
吐乍作怵熱神煩脉濡舌膩治以和中飲

紫中朴　仙露夏　楂　白芍
焦枳殻　焦藿皮　蘇梗
廣藿　前胡　通艸
加鮮佛手

暑邪外侵，肝风内煽，致身热骨楚，手战肢麻，似属类中，实为暑风。治宜祛风以清暑。

冬桑叶_{钱半} 老钩勾（后入）_{钱半} 蔓荆子_{钱半} 荆芥穗_{钱半} 防风梢_{钱半} 前胡_{一钱} 广藿_{钱半} 豆豉_{钱半} 通草_{五分}

加炒僵蚕三钱。井水煎。

劳顿伤脾，暑邪邪郁，遏阻滞中焦，呕吐拒纳，壮热神烦，脉涩舌腻。治以和中饮。

制中朴_{一钱} 仙露夏_{钱半} 橘白_{五分} 焦枳壳_{五分} 焦蒌皮_{钱半} 苏梗_{钱半} 广藿_{钱半} 前胡_{一钱} 通草_{五分}

加鲜佛手钱半。河水煎。

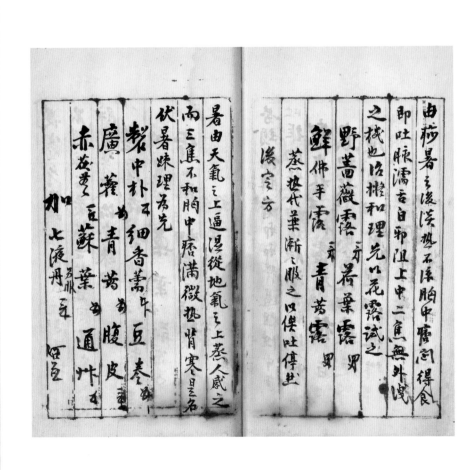

由痧暑之后，淡热不凉，胸中痞闷，得食即吐，脉濡舌白。邪阻上中二焦，无外泄之机也。治拟和理，先以花露试之。

野蔷薇露_{三两}　荷叶露_{四两}　野佛手露_{三两}　青蒿露_{四两}

蒸热代药，渐渐服之，以俟吐停，然后定方。

暑由天气之上逼，湿从地气之上蒸，人感之而三焦不和，胸中痞满，微热背寒，是名伏暑，疏理为先。

制中朴_{一钱}　细香薷_{五分}　豆卷_{钱半}　广藿_{钱半}　青蒿_{钱半}　腹皮_{三钱}　赤茯苓_{三钱}　苏叶_{钱半}　通草_{一钱}

加七液丹（另服）三钱。河水煎。

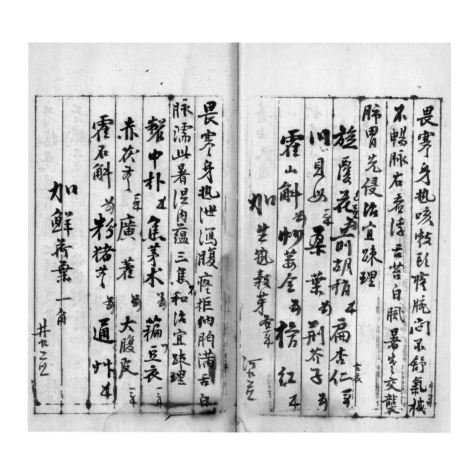

畏寒身熱咳嗽牧瘀疼脘痛不舒氣機
不暢脈右香濡舌苔白膩暑濕之交襲
肺胃先侵治宜疏理

旋覆花 前胡 扁杏仁
川貝母 桑葉 荆芥子
霍山斛 炒黃金子 橘紅
加蒸熟穀芽

畏寒身熱泄瀉腹痛拒納胸滿舌白
脈濡山暑濕肉蘊三焦和法宜疏理
蒼中朴 焦茅朮 藊豆衣
赤茯苓 廣藿 大腹皮
霍石斛 杉楮芎 通州
加鮮荷葉一角

井九之已

畏寒身热，咳嗽头疼，脘闷不舒，气机不畅，脉右虚浮，舌苔白腻。暑寒交袭，肺胃先侵。治宜疏理。

旋覆花（包煎）钱半　前胡梢一钱　扁杏仁（去衣）三钱　川贝母三钱桑叶钱半　荆芥子钱半　霍山斛钱半　炒蒌全钱半　橘红一钱

加生熟谷芽各三钱。河水煎。

畏寒身热，泄泻腹疼拒纳，胸满，舌白脉濡。此暑湿内蕴，三焦不和。治宜疏理。

制中朴一钱　焦茅术钱半　扁豆衣三钱　赤茯苓三钱　广藿钱半大腹皮三钱　霍石斛钱半　粉猪苓钱半　通草一钱

加鲜荷叶一角。井水煎。

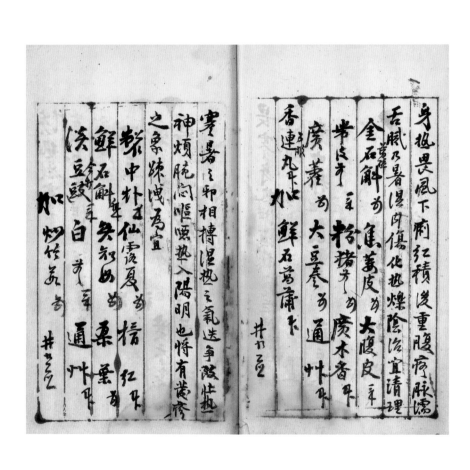

身热畏风下痢，红积后重腹疼，脉濡，舌腻。乃暑湿内伤，化热烁阴。治宜清理。

金石斛（剪碎）钱半　焦蒌皮钱半　大腹皮三钱　带皮苓三钱　粉猪苓钱半　广木香五分　广藿钱半　大豆卷钱半　通草五分　香连丸（另服）五分

加鲜石菖蒲五分。井水煎。

寒暑之邪相搏，湿热之气迭争，致壮热神烦，脘闷呕恶，热入阳明也。将有发疹之象，疏泄为宜。

制中朴一钱　仙霞夏钱半　橘红五分　鲜石斛五钱　炙知母钱半　桑叶钱半、淡豆豉三钱（合打）　白苓三钱　通草五分

加炒竹茹钱半。井水煎。

上海蔡氏妇科历代家藏医著集成

蔡小香医案

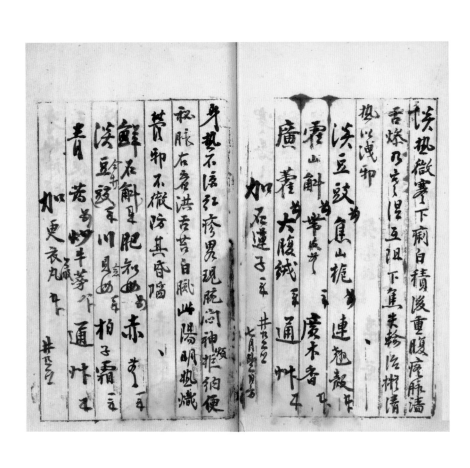

候热微寒下痢白积后重腹疼脉濡
舌燥乃是温互阻下焦荣输治棘淆
热以渗邪
淡豆豉　焦山栀　连翘壳
霍山斛　常城芋　广木香
广藿苣　大腹绒　通草
加石莲子

身热不清红疹男现腕闷神摧泡便
秘脉右香洪舌苔白腻此阳明热炽
营邪不彻防其昏隔
鲜石斛　肥知母　赤苓
淡豆豉　炒半夸　柏子霜　通草
青蒿
如更衣丸

淡热微寒，下痢白积，后重腹疼，脉涩舌燥。乃寒湿互阻，下焦失输。治拟清热以泄邪。

淡豆豉钱半　焦山栀钱半　连翘壳五分　霍山斛钱半　带皮苓二钱　广木香五分　广藿钱半　大腹绒三钱　通草一钱

加石莲子二钱。井水煎。七月望日方。

身热不凉，红疹略现，脘闷神烦，拒纳便秘，脉右虚洪，舌苔白腻。此阳明热炽，郁邪不彻，防其昏陷。

鲜石斛五分　肥知母钱半　赤苓三钱、淡豆豉三钱（合打）　川贝母（去心）三钱　柏子霜三钱　青蒿钱半　炒牛蒡八分　通草一钱

加更衣丸（另服）五分。井水煎。

上海蔡氏妇科历代家藏医著集成

蔡小香医案

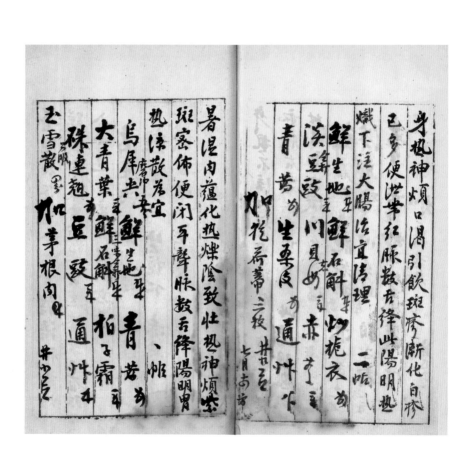

身热神烦，口渴引饮，斑疹渐化，白疹已多，便泄带红，脉数舌绛。此阳明热炽，下注大肠。治宜清理。二帖。

鲜生地五钱　鲜石斛五钱　炒栀衣钱半、淡豆豉（合打）三钱　川贝母（去心）三钱　赤苓三钱　青蒿钱半　生桑皮钱半　通草八分

加干荷蒂三枚。井水煎。

七月十四方。

暑湿内蕴，化热烁阴，致壮热神烦，紫斑密布，便秘耳聋，脉数舌绛。阳明胃热，凉散为宜。一帖。

乌犀尖（磨冲）五分　鲜生地五钱　青蒿钱半、大青叶三钱、鲜石斛五钱（三味同打）　柏子霜二钱　朱连翘钱半　豆豉三钱　通草一钱　玉雪散（另服）四分

加茅根肉四钱。井水煎。

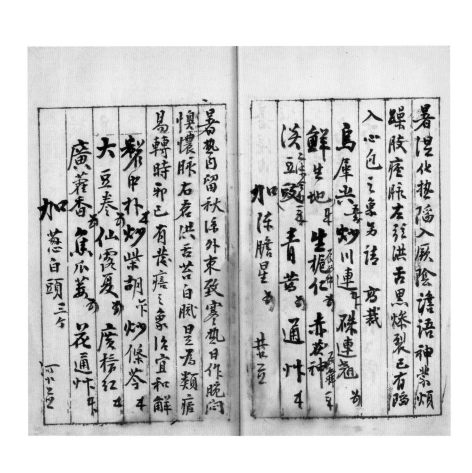

暑湿化热隔入厥阴谵语神紫烦
躁肢瘛脉右弦洪舌黑燥裂已有险
入心包之象勿语 方裁

烏犀尖三分 炒川連一錢 硃連翹三錢
鮮生地五錢 生梔仁一錢 赤茯神三錢
淡豆豉三錢 青蒿一錢 通艸一錢
加陳膽星五分 黑豆

暑热内留秋邪外束致寒热日作晚閒
懊憹脉右弦洪舌苔白膩呈為類瘧
易轉時邪已有蒸瘩之象佐宜和解
柴胡一錢 炒條芩一錢
大豆卷三錢 仙霧夏三錢 廣橘紅一錢
廣藿香三錢 焦瓜蔞三錢 花通艸一錢
加葱白頭三个

暑湿化热，陷入厥阴，谵语神蒙，烦躁肢瘈，脉左弦洪，舌黑燥裂，已有陷入心包之象，另请高裁。

乌犀尖_{五分}　炒川连_{五分}　朱连翘_{钱半}　鲜生地_{五钱}　生栀仁（辰砂拌）_{钱半}　赤茯神（辰砂拌）_{三钱}、淡豆豉_{三钱（二味合打）}　青蒿_{钱半}　通草_{一钱}

加陈胆星钱半。井水煎。

暑热内留，秋凉外束，致寒热日作，脘闷懊憹，脉右虚洪，舌苔白腻。是为类疟，易转时邪，已有发痦之象。治宜和解。

制中朴_{一钱}　炒柴胡_{六分}　炒条芩_{一钱}　大豆卷_{钱半}　仙露夏_{钱半}　广橘红_{一钱}　广藿香_{钱半}　焦瓜蒌_{钱半}　花通草_{五分}

加葱白头三分。河水煎。

上海蔡氏妇科历代家藏医著集成　蔡小香医案

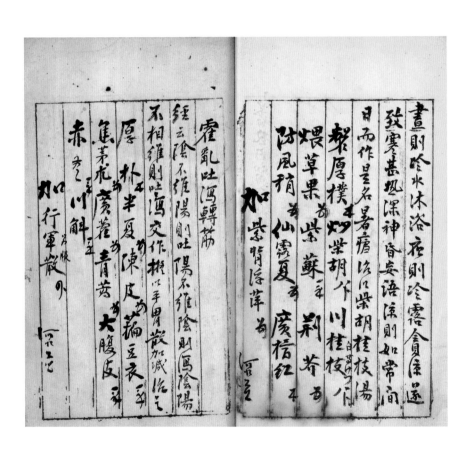

畫則陰水沐浴夜則陰露金負涼遂
發寒甚烦深神昏妄語涼則如常前
日而作是名暑瘧佐川柴胡桂枝湯
製厚樸　炒柴胡竹　川桂枝
煨草果　紫蘇　荆芥
防風稍　仙露夏　廣橘紅
加　紫背浮萍

霍亂吐瀉轉筋
經云陰不維陽則吐陽不維陰則瀉陰陽
不相維則吐瀉交作擬以半胃散加减治之
厚樸　半夏　陳皮　藊豆衣
焦茅朮　廣藿　青蒿　大腹皮
赤芩　川斛
加行軍散

昼则冷水沐浴，夜则冷露贪凉，遂致寒甚热深，神昏妄语，凉则如常，间日而作，是名暑疟。治以柴胡桂枝汤。

制厚朴一钱　炒柴胡八分　川桂枝（白芍炒）八分　煨草果钱半　紫苏三钱　荆芥一钱　防风梢钱半　仙露夏钱半　广橘红一钱

加紫背浮萍钱半。河水煎。

霍乱吐泻转筋

《经》云：阴不维阳则吐，阳不维阴则泻，阴阳不相维则吐泻交作。拟以平胃散加减治之。

厚朴一钱　半夏钱半　陈皮钱半　扁豆衣三钱　焦茅术钱半　广藿钱半　青蒿钱半　大腹皮三钱　赤苓三钱　川斛三钱

加行军散（另服）四分。河水煎。

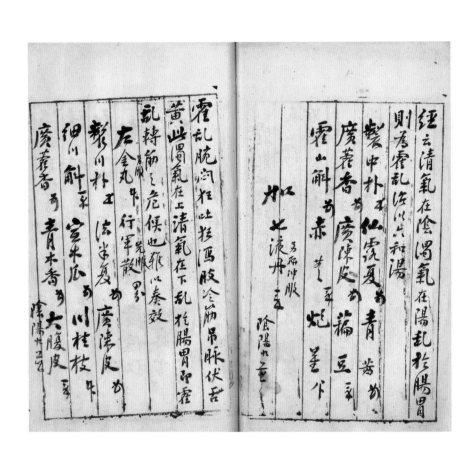

經云清氣在陰濁氣在陽起扵腸胃
則為霍亂涇川六和湯
鷺中朴　本仙露夏　青蒿
廣藿香　廣陳皮　藊豆
霍山斛　赤　炮薑
加　之　陰陽水

霍亂脘悶狂吐狂瀉股冷肋吊脈伏
黃山菖氣在上清氣在下亂扵腸胃即霍
亂轉筋之危候也雅以奏效
左金丸　行軍散
磬川朴　王法半夏　廣陳皮
細川斛　宮米瓜　川桂枝
廣藿香　青木香　大腹皮　陰陽水

《经》云：清气在阴，浊气在阳，乱于肠胃则为霍乱。治以六和汤。

制中朴一钱　仙露夏钱半　青蒿钱半　广藿香钱半　广陈皮钱半

扁豆三钱　霍山斛钱半　赤苓三钱　炮星八分

加七液丹（另研冲服）三钱。阴阳水煎。

霍乱脘闷，狂吐狂泄，肢冷筋吊，脉伏舌黄。此浊气在上，清气在下，乱于肠胃，即霍乱转筋之危候也。难以奏效。

左金丸（另服）五分　行军散（先服）四分

制川朴一钱　法半夏钱半　广陈皮钱半　细川斛三钱　宣木瓜钱半

川桂枝五分　广藿香钱半　青木香钱半　大腹皮三钱

阴阳水煎。

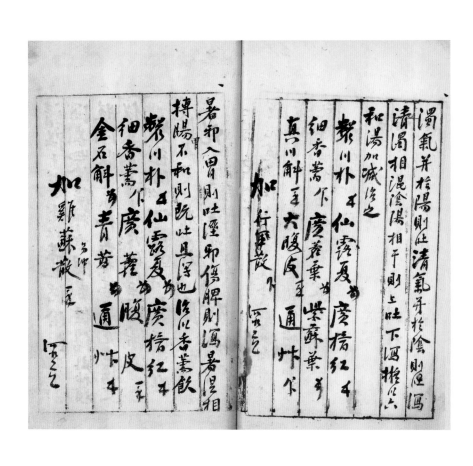

浊氣并指陽則止清氣并指陰則嘔

清濁相混沦陽相干則上吐下瀉搅亂六

和湯加减俗之

磐川朴　仙露夏　廣橘紅

細香薷　廣藿　紫蘇葉

真川解　大腹皮　通

加 行軍散

暑邪入胃則吐瀉邪偪脾則瀉暑星相

搏陽不和則既吐具瀉也治以香薷飲

磐川朴　仙露夏　廣橘紅

細香薷　廣藿　腹皮　通

金石解　青蒿

如 雞蘇散

浊气并于阳则吐，清气并于阴则里泄，清浊相混，阴阳相干则上吐下泄。拟以六和汤加减治之。

制川朴一钱　仙露夏钱半　广橘红一钱　细香薷八分　广藿叶一钱
紫苏叶钱半　真川斛三钱　大腹皮三钱　通草八分

加行军散四分。河水煎。

暑邪入胃则吐，湿邪伤脾则泻，暑湿相抟，肠胃不和，则既吐且泻也。治以香薷饮。

制川朴一钱　仙露夏钱半　广橘红一钱　细香薷八分　广藿钱半
腹皮三钱　金石斛钱半　青蒿钱半　通草一钱

加鸡苏散（另冲）三钱。河水煎。

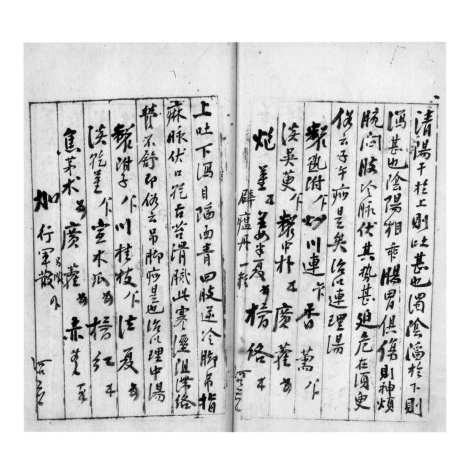

清阳干柱上则吐甚也浊阴溜于下则
泻甚也阴阳相乘肠胃俱伤则神烦
脘闷肢冷脉伏其势甚延危在顷央
仲云子午病是奥泫连理汤

紫泛附子　　川连　　　香薷
泫吴萸　　　朴　　　　广藿
炮姜　　　　辟瘟丹一粒

上吐下泻目隔面青四肢逆冷脚吊指
麻脉伏口花舌苔滑腻此寒壅泫理中汤
贊不舒印俟云吊脚病是逆泫理中汤
磐附子　　川桂枝　　法夏
泫范姜　　　宣木瓜　　橘红
焦苍术　　　广藿　　　赤苓
加行军散

清阳干于上则吐甚也，浊阴陷于下则泻甚也。阴阳相乘，肠胃俱伤，则神烦脘闷，肢冷脉伏。其势甚迫，危在须臾，俗云子午痧是矣。治以连理汤。

制熟附八分　炒川连六分　香薷八分　淡吴萸八分　制中朴一钱　广藿钱半　炮姜一钱　姜半夏钱半　橘络一钱　辟瘟丹一粒

河水煎。

上吐下泻，目陷面青，四肢逆冷，脚吊指麻，脉伏口干，舌苔滑腻。此寒湿阻滞，络郁不舒，即俗云吊脚痧是也。治以理中汤。

制附子八分　川桂枝八分　法夏钱半　淡干姜八分　宣木瓜钱半　橘红一钱　焦茅术钱半　广藿钱半　赤苓三钱

加行军散（另服）四分。河水煎。

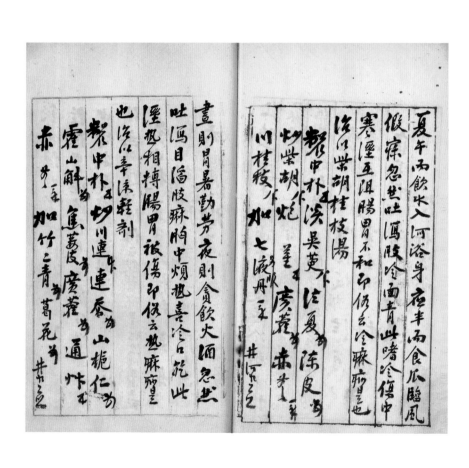

夏午而飲水入河浴身疰丰而食瓜臨風
假寐忽共吐瀉腹泠面青此暑冷傷中
寒濕互阻腸胃不和印偊云泠麻痹豈也
偊口柴胡桂枝湯
幫中朴五泛吳萸五法夏五陳皮五
炒紫胡八炮薑三廣藿赤五
川桂梭八加七液丹三
卅四之之

晝則胃暑勸劳夜則貪飲火酒忽共
吐瀉目澀肢麻胸中煩燥喜泠口乾此
濕热相搏腸胃被傷印偊云热麻病豈
也治以辛淡輕劑
幫中朴五炒川連五香山栀仁五
霍山解五焦荳皮五廣藿通炸五
赤五加竹二青五葛花五
卅四之之

夏午而饮水，入河浴身，夜半而食瓜，临风假寐，忽然吐泻肢冷面青。此嗜冷伤中，寒湿互阻，肠胃不和，即俗云冷痧疹是也。治以柴胡桂枝汤。

制中朴一钱　淡吴萸八分　法夏钱半　陈皮钱半　炒柴胡八分　炮姜一钱　广藿钱半　赤苓三钱　川桂枝八分

加七液丹（另服）三钱。井河水煎。

昼则冒暑勤劳，夜则贪饮火酒，忽然吐泻目陷肢麻，胸中烦热，喜冷口干。此湿热相抟，肠胃被伤，即俗云热痧疹是也。治以辛凉轻剂。

制中朴一钱　炒川连五分　连翘钱半　山栀仁钱半　霍山斛钱半焦萎皮钱半　广藿钱半　通草一钱　赤苓三钱

加竹二青钱半、葛花钱半。井水煎。

飲食傷於中暑混侵於外陰陽不和乱
於腸胃遂致隨甲氣痛花惺面青胸
中煩痛舌膩脈濡此清陽不升濁陰下
游無外達之機佐以絞腸痧早巳危瘁王毎自散
藜中朴五羹半夏半炒拾红木苏菓为
細川斛草廣蔷青皮廣木共作
大順又如蓮神曲半

清濁之氣混拾中陰陽之氣不拾
下致忽然吐浮形胲面青目眶巳陷
指却点癯音唑胲胸烦氣瘍脈伏
口花舌不出口正氣既竭正悴益傷腸
胃極其空名陰陽失其框纽而偈云
瘰螺病里也属五陰危在須臾勉
揆田陽毀雜逆挽劳请

饮食伤于中，暑湿侵于外，阴阳不和，乱于肠胃，遂致腹中急痛，干呕面青，胸中烦闷，舌腻脉濡。此清阳不升，浊阴不下。拟无外达之机，俗云绞肠痧是也。治以平胃散。

制中朴一钱　姜半夏钱半　橘红一钱　苏叶钱半　细川斛三钱　广藿钱半　青皮（炒）钱半　广木香八分　大腹皮三钱

加焦神曲三钱。河水煎。

清浊之气混于中，阴阳之气干于下，致忽然吐泻形脱面青，目眶已陷，指节亦瘪，音哑肢寒，胸烦气喘脉伏，口干，舌不出口。正气既竭，正体益伤，肠胃极其空虚，阴阳失其枢纽，即俗云瘪螺痧是也。症属玉险，危在须臾，勉拟回阳，恐难逆挽，另请

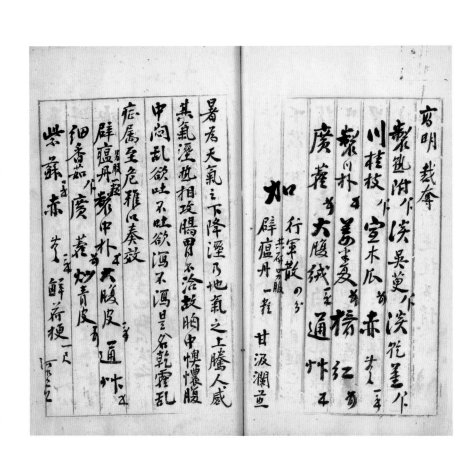

竅明裁奪

濃煎附作浃吳萸八味浃苓姜作

川桂枝八宣木瓜如赤苓芩二半

濃川朴三差麦夏半撗红分

廣藿半大腹絨三通作不

加　行軍散○分

辟瘟丹一粒　甘汲瀾煎

共研另服

暑為天氣之下降溼乃地氣之上騰人感

甚氣溼熱相攻晹胃不洽故胸中悶懷腹

中悶亂欲吐不吐欲瀉不瀉是名乾霍亂

症屬至危稚以奏效

辟瘟丹一粒　紫中朴不天腹皮通作不

細番茹作廣　藿炒青皮

紫蘇赤　鮮荷梗一尺

高明裁夺。

　　制熟附八分　　淡吴萸八分　　淡干姜八分　　川桂枝八分　　宣木瓜钱半
赤苓三钱　　制川朴一钱　　姜半夏钱半　　橘红钱半　　广藿钱半　　大腹绒三钱
通草一钱

　　加行军散四分、辟瘟丹一粒（共研另服）。甘汲澜煎。

　　暑为天气之下降，湿乃地气之上腾，人感其气，湿热相攻，
肠胃不洽，故胸中懊恼，腹中闷乱，欲吐不吐，欲泻不泻，是名
干霍乱。症属至危，难以奏效。

　　辟瘟丹（另服）一粒　　制中朴一钱　　大腹皮三钱　　通草一钱　　细香薷①
八分　　广藿钱半　　炒青皮钱半　　紫苏三钱　　赤苓三钱　　鲜荷梗一尺

　　河水煎。

---

① 薷：原为"茹"，据文义改。下同。

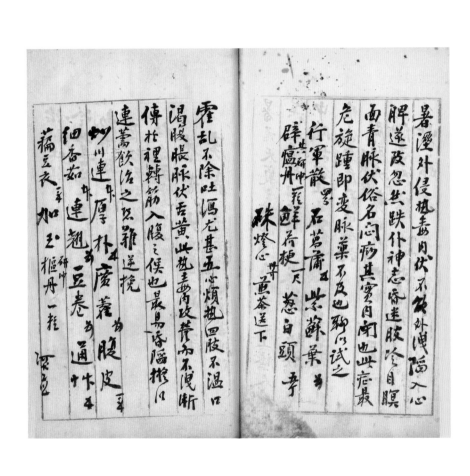

暑濕外侵熱毒內伏不發外傳隔入心胛遂致忽然跌仆神志昏迷遂胶陰目瞑面青脈伏俗名悶痧其實內閉也此症最危旋踵即變脈藥不及也聊以試之

行軍散一分
石菖蒲三錢
紫蘇葉三錢
辟瘟丹一羅蘚荷梗一尺
慈白頭五寸
硃燈心一分
薑茶送下

霍乱不除吐瀉尤甚五心煩熱四肢不温口渴腹脹脈伏舌黃此熱毒內攻蓄而不洩斷傳於裡轉筋入腹之候也最易蓄隔擾心連蕎飲洽之以難遂挽

川連三錢
朴二錢
廣藿二錢
腹皮二錢
細香茹二錢
連翹二錢
豆卷二錢
通叶一錢
藕豆衣二錢
如玉樞丹一粒
滑石三錢

暑湿外侵，热毒内伏，不能外泄，陷入心脾，遂致忽然跌仆，神志昏迷，肢冷目瞑，面青脉伏，俗名闷痧，其实内闭也。此症最危，旋踵即变，脉药不及也，聊以试之。

行军散四分　石菖蒲一钱　紫苏叶钱半　辟瘟丹（共研冲）一粒　鲜荷梗一尺　葱白头五个　朱灯心卅寸

煎茶送下。

霍乱不除，吐泻尤甚，五心烦热，四肢不温，口渴腹胀，脉伏舌黄。此热毒内攻，郁而不泄，渐传于里，转筋入腹之候也。最易昏陷。拟以连薷饮治之。恐难逆挽。

炒川连五分　厚朴一钱　广藿钱半　腹皮三钱　细香薷五分　连翘钱半　豆卷钱半　通草一钱　扁豆衣三钱

加玉枢丹（研冲）一粒。河水煎。

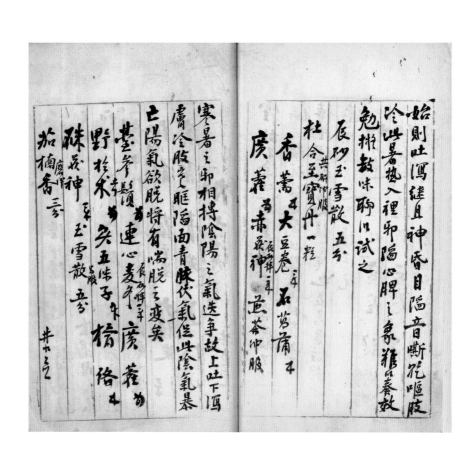

始则吐泻，继且神昏，目陷音嘶，干呕肢冷，此暑热入里，邪陷心脾之象。难以奏效，勉拟数味，聊以试之。

辰砂玉雪散五分　杜合至宝丹一粒（共研冲服）　香薷一钱　大豆卷三钱　石菖蒲一钱　广藿钱半　赤茯神（辰砂拌）二钱

煎茶冲服。

寒暑之邪相抟，阴阳之气迭争，故上吐下泄，肤冷肢寒，眶陷面青，脉伏气促，此阴气暴亡，阳气欲脱，将有喘脱之变矣。

台参须钱半　连心麦冬（辰砂拌）三钱　广藿钱半　野于术（土炒）钱半　炙五味子五分　橘络一钱　朱茯神三钱　玉雪散（另服）五分　茄楠香①（磨冲）三分

井水煎。

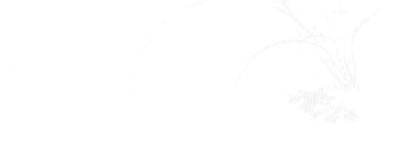

---

① 茄楠香：即伽楠香，沉香的别名。

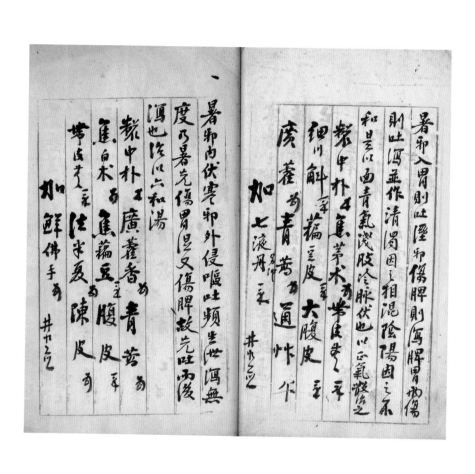

暑邪入胃則吐瀉邪傷脾則瀉胃則傷
則吐瀉並作清濁因之相混陰陽因之乖
和且以西青氣淺股冷脈伏此心正氣鼓之
蔡中朴四味茅术等半夏
細川斛稿豆皮大腹皮
廣藿香青蒿通作
加七液丹

一、暑邪內伏寒邪外侵嘔吐頻出瀉無
度乃暑先傷胃復又傷脾故先吐後
瀉也治以六和湯
蔡中朴不廣藿香青蒿
焦白术焦藕豆腹皮
等法米夏陳皮
加鮮佛手

暑邪入胃则吐，湿邪伤脾则泻，脾胃两伤则吐泻并作，清浊因之相混，阴阳因之不和，是以面清气浅，肢冷脉伏也。以正气散治之。

制中朴一钱　焦茅术钱半　带皮苓三钱　细川斛三钱　扁豆皮三钱大腹皮三钱　广藿钱半　青蒿钱半　通草八分

加七液丹（另冲）三钱。井水煎。

暑邪内伏，寒邪外侵，呕吐频生，泄泻无度，乃暑先伤胃，湿又伤脾，故先吐而后泻也。治以六和汤。

制中朴一钱　广藿香钱半　青蒿钱半　焦白术钱半　焦扁豆三钱腹皮三钱　带皮苓三钱　法半夏钱半　陈皮钱半

加鲜佛手钱半。井水煎。

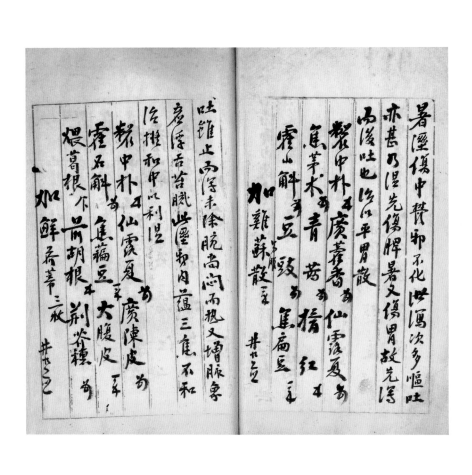

暑湿伤中，郁邪不化，泄泻次多，呕吐亦甚，乃湿先伤脾，暑又伤胃，故先泻而后吐也。治以平胃散。

制中朴一钱　广藿香钱半　仙露夏钱半　焦茅术钱半　青蒿钱半　橘红一钱　霍山斛钱半　豆豉钱半　焦扁豆二钱

加鸡苏散（另服）三钱。井水煎。

吐虽止而泻未除，脘尚闷而热又增，脉象虚浮，舌苔腻。此湿邪内蕴，三焦不和。治拟和中以利湿。

制中朴一钱　仙露夏钱半　广陈皮钱半　霍石斛钱半　焦扁豆三钱　大腹皮三钱　煨葛根八分　前胡根一钱　荆芥穗钱半

加鲜荷蒂三枚。井水煎。

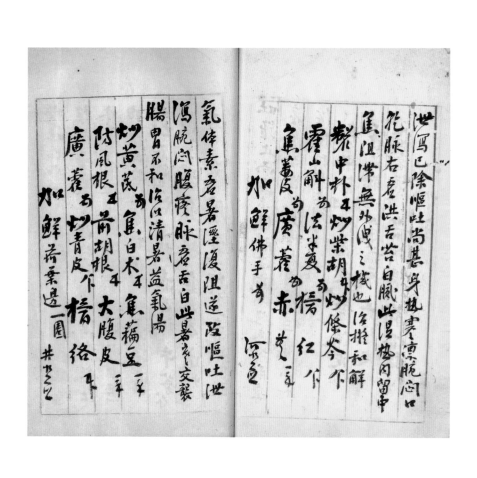

泄泻已除，呕吐尚甚，身热寒凛，脘闷口干，脉右虚洪，舌苔白腻，此湿热内留，中焦阻滞，无外泄之机也。治拟和解。

制中朴一钱　炒柴胡五分　炒条芩八分　霍山斛钱半　法半夏钱半　橘红八分　焦菱皮钱半　广藿钱半　赤苓三钱

加鲜佛手钱半。河水煎。

气体素虚，暑湿复阻，遂致呕吐泄泻，脘闷腹疼，脉虚舌白。此暑寒交袭，肠胃不和，治以清暑益气汤。

炒黄芪钱半　焦白术一钱　焦扁豆三钱　防风根一钱　前胡根一钱　大腹皮三钱　广藿钱半　炒青皮八分　橘络五分

加鲜荷叶边一圈。井水煎。

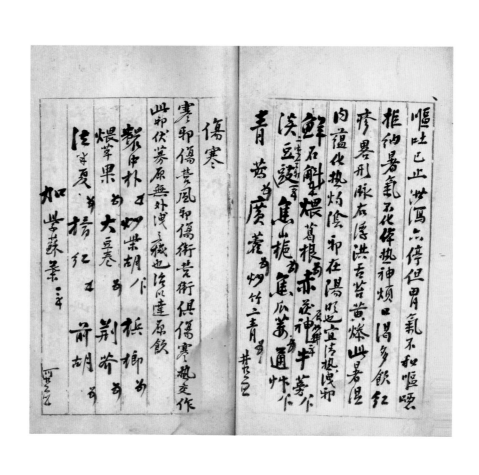

傷寒

寒邪傷營風邪傷衛営衛俱傷寒熱交作
此邪伏募原無外達藏也法宜達原飲

　　　檳榔　　　柴胡　　　大豆卷

　　　炙草果　　　荆芥　　　前胡

　　厚朴　煨草果　　紅　如学蘇葉二片

嘔吐已止洩瀉六停但胃氣不和嘔噯
排泄暑氣不化餘熱神煩口渴多飲　紅
疹暑刑脈右浮洪舌苔黄燥此暑温
内蘊化熱灼陰邪在陽明迨宜清熱洩邪

　　鮮石斛　煨葛根　赤苓神　牛蒡子

　　淡豆豉　焦山梔　連瓜蔞　通竹葉

　　青蒿　　廣藿　炒竹二青

呕吐已止，泄泻亦停，但胃气不和，呕恶拒纳，暑气不化，体热神烦，口渴多饮，红疹略形，脉右浮洪，舌苔黄燥。此暑湿内蕴，化热灼阴，邪在阳明也，宜清热泄邪。

鲜石斛五钱　煨葛根钱半　赤茯神（辰砂拌）二钱　牛蒡八分、淡豆豉三钱（二味合打）　焦山栀钱半　焦瓜蒌钱半　通草八分　青蒿钱半　广藿钱半　炒竹二青钱半

井水煎。

伤　寒

寒邪伤营，风邪伤卫，营卫俱伤，寒热交作，此邪伏募原，无外泄之机也。治以达原饮。

制中朴一钱　炒柴胡八分　槟榔钱半　煨草果钱半　大豆卷钱半　荆芥钱半　法半夏钱半　橘红一钱　前胡钱半

加紫苏叶三钱。河水煎。

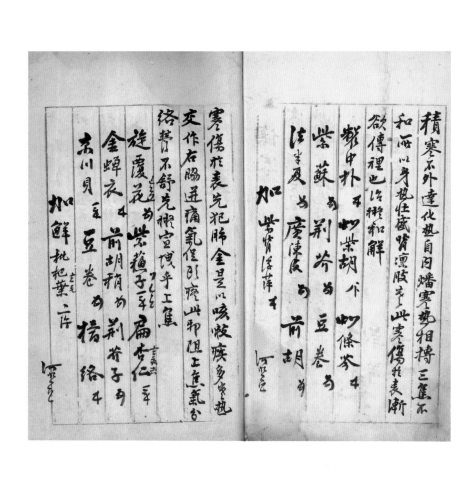

积寒不外达，化热自内燔，寒热相抟，三焦不和，所以身热壮盛，背凛肢寒，此寒伤于表，渐欲传里也。治拟和解。

制中朴一钱　炒柴胡八分　炒条芩一钱　紫苏钱半　荆芥钱半　豆卷钱半　法半夏钱半　广陈皮钱半　前胡钱半

加紫背浮萍一钱。河水煎。

寒伤于表，先犯肺金，是以咳嗽痰多，寒热交作，右胁迸痛，气促头疼。此邪阻上焦气分，络郁不舒，先拟宣泄乎上焦。

旋覆花（包煎）钱半　紫苏子（炒，包煎）三钱　扁杏仁（去皮尖）三钱　金蝉衣一钱　前胡梢钱半　荆芥子钱半　京川贝三钱　豆卷钱半　橘络一钱

加鲜枇杷叶（去毛）二片。河水煎。

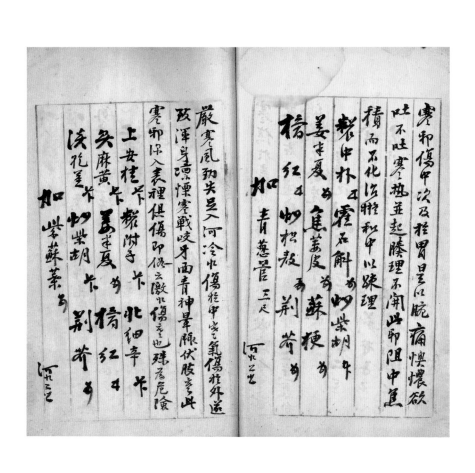

寒邪伤中，次及于胃，是以脘痛懊憹，欲吐不吐，寒热并起，腠理不开，此邪阻中焦，积而不化。治拟和中以疏理。

制中朴一钱　霍石斛钱半　炒柴胡五分　姜半夏钱半　焦蒌皮钱半　苏梗钱半　橘红一钱　炒枳壳钱半　荆芥钱半

加青葱管三尺。河水煎。

严寒风劲，失足入河，冷水伤于中，寒气伤于外，遂致浑身凛慄，寒战咬牙，面青神晕，脉伏肢寒，此寒邪深入，表里俱伤，即俗云激水伤寒也。殊为危险。

上安桂七分　制附子七分　北细辛七分　制麻黄七分　姜半夏钱半　橘红一钱　淡干姜七分　炒柴胡七分　荆芥钱半

加紫苏叶钱半。河水煎。

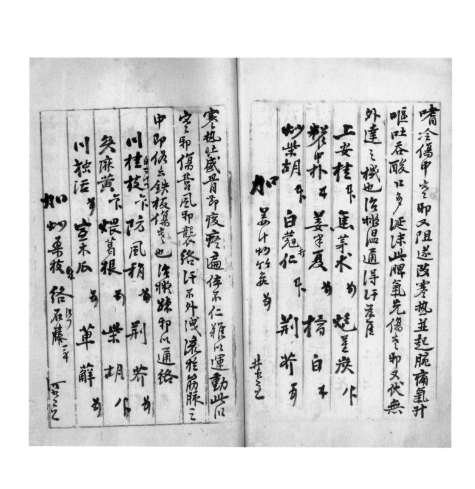

嗜冷傷中空即又阻逐阴寒概並起脘痛氣升
嘔吐吞酸正多延涎此脾氣先傷之即又伏無
外達之機也佐桃溫通得汗庶産

上安桂木　蓮荠木　楚姜炭
炒川朴　姜半夏　橘白
炒柴胡　白蔻仁　荆芥
加　姜汁炒竹茹

寒热壮盛骨节痠遍僵杏仁難以運動此
空即傷暑風邪襲络汗不外洩流轻筋脉之
中即偽去鉄板僵也佐膝踝即凡通络

川桂枝　防風翘　荆芥
灸麻黄　煨葛根　柴胡
川独活　宣木瓜　草薛
如柳桑枝　络石藤

嗜冷伤中，寒邪又阻，遂致寒热并起，脘痛气升，呕吐吞酸，口多涎沫。此脾气先伤，寒邪又伏，无外达之机也。治拟温通得汗为佳。

上安桂_{五分}　焦茅术_{钱半}　炮姜炭_{八分}　制中朴_{一钱}　姜半夏_{钱半}　橘白_{一钱}　炒柴胡_{五分}　白蔻仁（打）_{五分}　荆芥_{钱半}

加姜汁炒竹茹钱半。井水煎。

寒热壮盛，骨节酸疼，遍体不仁，难以运动，此以寒邪伤营，风邪袭络，汗不外泄，流于筋脉之中，即俗云铁板伤寒也。治拟疏邪以通络。

川桂枝（白芍炒）_{六分}　防风梢_{钱半}　荆芥_{一钱}　炙麻黄_{六分}　煨葛根_{钱半}　柴胡_{八分}　川独活_{钱半}　宣木瓜_{钱半}　草薢_{钱半}

加炒桑枝四钱、络石藤（洗炒）三钱。河水煎。

始則泄瀉次多繼則壯熱交作拆伽腕尚四肢

不溫此幸傷於裡腸胃不和即似乎漏底傷寒

也殊為棘手脈洪者吉脈細者凶

紫朴牛蒡莽朮　赤芍　荊芥

藿石斛　煨葛根　前胡根

防風根　炒紫胡　荊芥

扁豆衣　　　炮薑莽蒂三爰

寒邪傷中入胃則吐入脾則瀉俸冷股寒腕尚腹

脹此腸胃空虛寒傷於裡不能外達漸欲入陰也

以異身熱邪散為難若身雞治陽脈可召陰脈不治

參中朴牛蓝白朮　蓝扁豆

藿石斛　帶皮苓　防風根

煨葛根　炮薑炭子　荊芥子

如　炮莽蒂

始则泄泻次多，继则寒热交作，拒纳脘闷，四肢不温，此寒伤于里，肠胃不和，即俗云漏底伤寒也。殊为棘手。脉洪者吉，脉细者凶。

制中朴一钱　焦茅术钱半　赤苓三钱　霍石斛钱半　煨葛根钱半
前胡根钱半　防风根钱半　炒柴胡五分　荆芥钱半　扁豆衣（炒焦）三钱
干荷叶蒂三枚

井水煎。

寒邪伤中，入胃则吐，入脾则泻，体冷肢寒，脘闷腹胀，此肠胃空虚，寒伤于里，不能外达，渐欲入阴也。以冀身热邪散为佳。否则难治。阳脉可治，阴脉不治。

制中朴一钱　焦白术钱半　焦扁豆三钱　霍石斛钱半　带皮苓三钱
防风根钱半　煨葛根一钱　炮姜皮一钱　荆芥子钱半

加干荷蒂三枚、姜汁炒竹茹钱半。井水煎。

寒热並起咳嗽痰多脘闷䐔疼排胸呕吐此以

寒邪傷中肺胃不和氣機阻滞亟亟改踪利為

先防見疹點

金沸草　妙蘇子一半　前胡多

京川貝　桑皮多　荆芥多

霍山斛多　仙霊夏多　橘紅半

加家皮　枇杷菜去毛

晚年氣多已衰寒邪阻沸絡䐔䐔不空甚凡

身热壮感左脇逆疼咳嗽氣促脘闷神煩此

寒邪傷苦肝経已損肺氣之蹇欲泄而未徃外

泄即依云刺脇傷之已也伏咳停而生端

旋覆花多代赭石如蘇子一半白芥子多

妙婦鬚多前胡多荆芥多橘絡半

桑葉多加工沉香片多

寒热并起，咳嗽痰多，脘闷头疼，拒纳呕吐，此以寒邪伤中，肺胃不和，气机阻滞，所致疏利，为先防见疹点。

金沸草（包煎）钱半　炒苏子（包煎）三钱　前胡钱半　京川贝（去心）三钱　桑皮钱半　荆芥钱半　霍山斛钱半　仙露夏钱半　橘红一钱

加蜜炙枇杷叶（刷去毛）二片。河水煎。

晚年气分已衰，寒邪阻滞，络郁不宣，是以身热壮盛，左胁迸疼，咳嗽气促，脘闷神烦。此寒邪伤营，肝经已损，肺气亦虚，欲泄而未能外泄，即俗云刺胁伤寒是也。恐嗽停而生喘。不治者多，阳脉为佳。

旋覆花（包煎）钱半　代赭石（煅）三钱　炒苏子三钱　白芥子钱半　炒归须钱半　前胡梢钱半　荆芥钱半　橘络一钱　桑叶钱半

加上沉香片五分。井水煎。

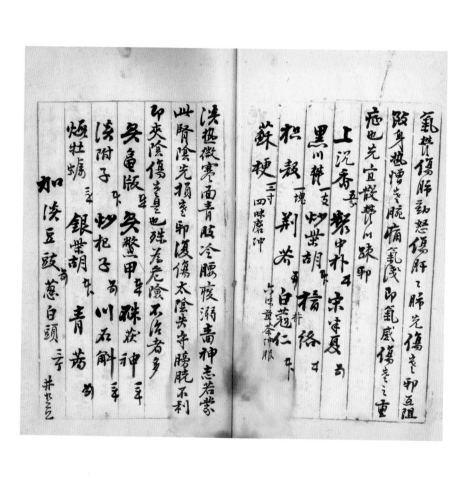

氣鬱傷肺　動怒傷肝々肺先傷者卯五阻

胓身熱憎き脘痛氣淺　即氣感傷きき重

应也先宜散鬱川疎卯

上況香き紫中朴々宋建夏き

黑川斛一支炒柴胡賢橘絡き

松殼一塊荊茶々白蔻仁二味

蘇梗三寸四味磨冲　牛味蓳苓冲服

淡热微寒面青肢冷脘腹溺　壽神志若紫

此腎陰先損き卯復傷太陰失守膀胱不利

即夾陰傷きき地殊者危陰不治者多

吴龟版　吴鳖甲卒　珠茯神一半

淡附子东　炒杞子另　川石斛二半

煅牡蛎三　銀柴胡东　青蒿々

加淡豆豉葱白頭三寸井き之

气郁伤肺，动怒伤肝，肝肺先伤，寒邪互阻，致身热憎寒，脘痛气浅，即气感伤寒之重症也。先宜散郁以疏邪。

上沉香五分　制中朴一钱　宋半夏钱半　黑川郁一支　炒柴胡五分　橘络一钱　枳壳一块　荆芥钱半　白蔻仁（杵）五分　苏梗三寸（四味磨冲）

淡热微寒，面清肢冷，腰酸溺㳠[1]，神志若蒙，此肾阴先损，寒邪复伤，太阴失守，膀胱不利，即夹阴伤寒是也。殊为危险，不治者多。

炙龟版五钱　炙鳖甲五钱　朱茯神三钱　淡附子五分　炒杞子钱半　川石斛三钱　煅牡蛎三钱　银柴胡五分　青蒿钱半

加淡豆豉钱半、葱白须三个。井水煎。

[1] 㳠：当作"澁"，即"涩"。

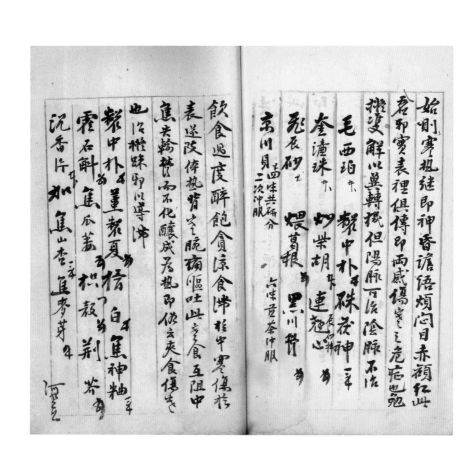

始則寒熱繼即神昏譫語煩悶目赤顴紅此

為邪實表裡俱傳即兩感傷寒之危症也勉

擬擬解以冀轉機但陽脈可憑陰脈不治

毛西珀　九

黨中朴　錢　珠茯神　三錢

奎滹珠　九　炒柴胡　八分　連翹心　三錢

飛辰砂　七　煨葛根　三錢　黑川貝　三錢

京川貝 西味共研分二次沖服　六味另茶沖服

飲食過度醉飽貪涼食沸如寒傷於

表送陂倖熱胃之脘脘嘔吐此食互阻中

焦失輸瀉而不化釀成為熱即俟云夾食傷寒

也治擬抹味峻以導滯

黨中朴　錢　薑製夏　錢　白　錢　焦神粬　錢

霍石斛　焦瓜蔞　枳殼　荊芥　

沉香片　加焦山查　焦麥芽

始则寒热，继即神昏谵语，烦闷目赤颧红，此虚邪实表里俱传，即两感伤寒之危症也。勉拟双解，以冀转机，但阳脉可治，阴脉不治。

毛西珀五分　制中朴一钱　朱茯神三钱　奎濂珠五分　炒柴胡五分　连翘心（辰砂拌）钱半　飞辰砂钱半、煨葛根钱半、黑川郁钱半、京川贝钱半（四味共研，分二次冲服）

六味煎茶冲服。

饮食过度，醉饱贪凉，食滞于中，寒伤于表，遂致体热背寒，脘痛呕吐，此寒食互阻中焦失输，郁而不化，酿成为热，即俗云夹食伤寒也。治拟疏邪以导滞。

制中朴一钱　薰制夏钱半　橘白一钱　焦神曲三钱　霍石斛钱半　焦瓜蒌钱半　枳壳（炒）钱半　荆芥钱半　沉香片五分

加焦山查三钱、焦麦芽四钱。河水煎。

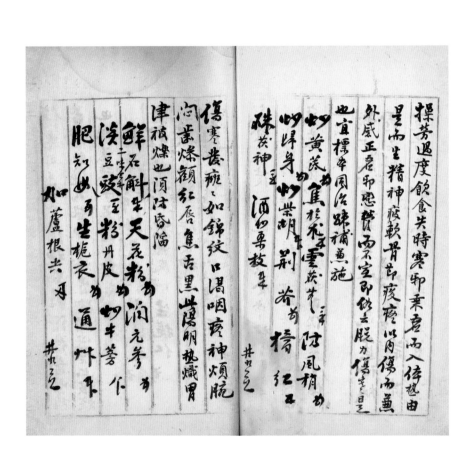

操劳过度，饮食失时，寒邪乘虚而入，体热由是而生，精神疲软，骨节酸疼，以内伤而兼外感，正虚邪恋，郁而不宣，即俗云脱力伤寒是也。宜标本同治，疏补兼施。

炒黄芪钱半　焦于术一钱　云茯神三钱　防风梢钱半　炒归身钱半　炒柴胡五分　荆芥钱半　橘红一钱　朱茯神三钱　酒炒桑皮五钱

井水煎。

伤寒发瘰，瘰如锦纹，口渴咽疼，神烦脘闷，齿燥颧红，唇焦舌黑，此阳明热炽，胃津被烁也，须防昏陷。

鲜石斛五钱　天花粉钱半　润元参钱半、淡豆豉三钱（二味合打）　粉丹皮钱半　炒牛蒡八分　肥知母钱半　生栀衣钱半　通草五分

加芦根尖一两。井水煎。

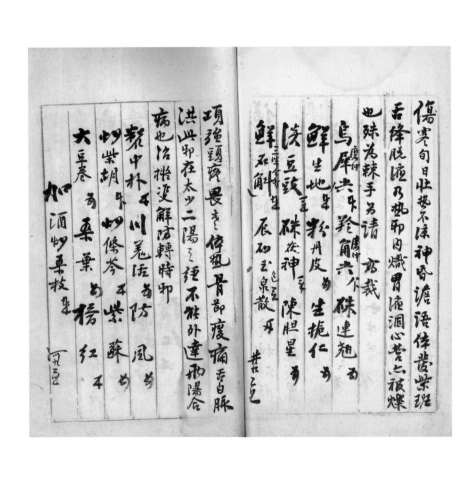

伤寒旬日壮热不除神昏谵语体发紫斑
舌绛脱液乃热邪内燔胃液涸心营心被烁
也殊为棘手另请高裁
乌犀尖　羚羊角　珠连翘
鲜生地　粉丹皮　生栀仁
淡豆豉　珠茯神　陈胆星
鲜石斛　辰砂玉泉散

项强头面畏寒停热骨节痠痛苔白脉
洪此邪在太少二阳之经不能外达两阳合
病也治拟发解防转时邪
软中朴　川羌活　防风
炒紫胡　炒条芩　紫苏
大豆卷　桑枝　枯红
加酒炒枣枝

伤寒旬日，壮热不凉，神昏谵语，体发紫斑，舌绛脱液。乃热邪内炽，胃液涸，心营亦被烁也。殊为棘手，另请高裁。

乌犀尖（磨冲）五分　羚角尖（磨冲）八分　朱连翘钱半　鲜生地五钱粉丹皮钱半　生栀仁钱半　淡豆豉三钱　朱茯神三钱、陈胆星钱半、鲜石斛五钱（三味合打）　辰砂玉泉散（包煎）一两

井水煎。

项强头疼，畏寒体热，骨节酸痛，舌白脉洪，此邪在太少二阳之经不能外达，两阳合病也。治拟双解，防转时邪。

制中朴一钱　川羌活钱半　防风钱半　炒柴胡五分　炒条芩一钱紫苏钱半　大豆卷钱半　桑叶钱半　橘红一钱

加酒炒桑枝五钱。河水煎。

始而項強瘰 眉輪重墜 延且脘悶痞

塞 嘔吐吞酸 由太陽以入陽明 是名偶冒 併

病 先宜疏散 和中 防其發疹致生他變

蟹中扑　不煨葛根　炒柴胡

細川斛　仙露夏　橘紅

荆芥　桑葉　豆卷

加 姜汁 炒竹茹　井芷乙

胃為水穀之海 胃中受之 則水穀不化 所以

嘔吐濁物也 肺主氣化之源 肺中吸塗則氣

化失司 所以咳嗽痰多 肺胃兩傷 脾卻不運

所以身熱壯盛 脘悶神煩也 宜和其三焦 開其膜理

蟹中扑　不仙露夏　炒橘白　瓜蔞

赤川貝　炒蘇子　扁杏仁　荆芥

霍山斛　前胡梢　炒竹二青　井芷乙

始而项强头疼，眉轮重滞，继且脘闷痞塞，呕吐吞酸，由太阳以入阳明，是名伤寒并病。先宜疏散和中，防其发疹，致生他变。

制中朴一钱　煨葛根钱半　炒柴胡五分　细川斛三钱　仙露夏钱半　橘红一钱　荆芥钱半　桑叶钱半　豆卷钱半

加姜汁炒竹茹钱半。井水煎。

胃为水谷之海，胃中受寒则水谷不化，所以呕吐浊物也。肺主气化之源，肺中吸冷则气化失司，所以咳嗽痰多也。肺胃两伤，郁邪不泄，所以身热壮盛，脘闷神烦也。宜和其三焦，开生腠理。

制中朴一钱　仙露夏钱半　炒橘白一钱　焦瓜蒌钱半　京川贝（去心）三钱　炒苏子三钱　扁杏仁（去衣）三钱　荆芥钱半　霍山斛钱半　前胡梢钱半　炒竹二青钱半

井水煎。

上海蔡氏妇科历代家藏医著集成

蔡小香医案

寒傷於裡耶入陽明遂致壯热不涼胸中煩

悶嘔吐口渴紅疹畧現此正邪寖未徹

畢宣恐隔入厥陰而变治以升麻葛根湯

鍫中朴o夭升麻v煨葛根o

細川斛v仙露夏o括絡不

焦山栀o淡豆豉o炒牛蒡o

加鲜竹茹o
卅九之巳

傷寒叒瘀痕紫黑譫語神煩大便閇

結脉數少神舌中黑燥此陽明熱結津液月

耗血已有昏隔之象仰请鹤裁

犀角片v羚角片v大麻仁v

大青葉 鮮生地 郁李仁

生山栀 鮮斛 通艸

加辰砂玉泉散E
卅九之巳

寒伤于里，邪入阳明，遂致壮热不凉，胸中烦闷，呕吐口干，红疹略现。此以正虚邪感，未能毕宣，恐陷入厥阴而变。治以升麻葛根汤。

制中朴一钱　炙升麻五分　煨葛根钱半　细川斛三钱　仙露夏钱半橘络一钱　焦山栀钱半　淡豆豉钱半　炒牛蒡五分

加姜汁炒竹茹钱半。井水煎。

伤寒发瘫，瘫痕紫黑，谵语神烦，大便闭结，脉数少神，舌中黑燥，此阳明热结，津液内耗也。已有昏陷之象，即请高裁。

犀角片六分　羚角片钱半　火麻仁三钱　大青叶三钱　鲜生地五钱郁李仁三钱　生山栀钱半　鲜斛五钱　通草一钱

加辰砂玉泉散（包煎）一两。井水煎。

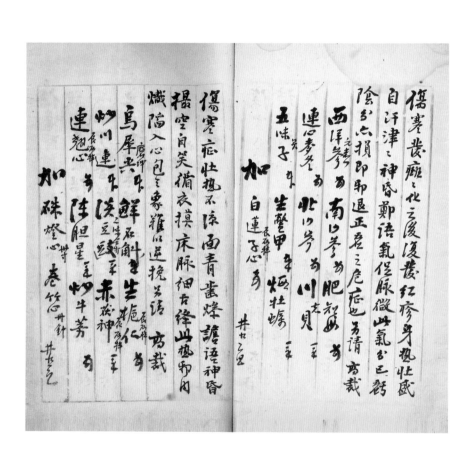

伤寒发瘾之化之后复发红疹身热壮盛
自汗津之神昏郑语气促脉微此气分正虚
阴分六损即郑退正君之虑也另请　方载

西洋参　　南口参　肥智仁　　
连心麦冬　　北口参　川贝　　
五味子　　　生鳖甲　牡蛎　　
加
白连子心

伤寒痧壮热不除面青发燥谵语神昏
撮空自笑循衣摸床脉细舌绛此极郑月
炽陷入心包之象难以逆挽另语　方载
乌犀尖　　鲜石斛　生苡仁　　
妙川连　　谈豆豉　　　　　　　
连翘心　　陆胆星　妙牛蒡　　
加珠灯心
卷仝

伤寒发瘛，瘛化之后，复发红疹，身热壮盛，自汗津津，神昏郑语，气促脉微。此气分已亏，阴分亦损，即邪退正虚之危症也。另请高裁。

西洋参（元米炒）钱半　南沙参钱半　肥知母钱半　连心麦冬钱半　北沙参钱半　川贝（去心）三钱　五味子（炙）五分　生鳖甲五钱　煅牡蛎三钱

加白莲子心（辰砂拌）钱半。井水煎。

伤寒症，壮热不凉，面青齿燥，谵语神昏，撮空自笑，循衣摸床，脉细舌绛。此热邪内炽，陷入心包之象。难以逆挽，另请高裁。

乌犀尖（磨冲）五分　鲜石斛五钱　生栀仁（辰砂拌）钱半　炒川连五分、淡豆豉三钱（二味合打）　赤茯神（辰砂拌）三钱　连翘心（辰砂拌）钱半　陈胆星三钱　炒牛蒡钱半

加朱灯心卅寸、卷竹心卅针。井水煎。

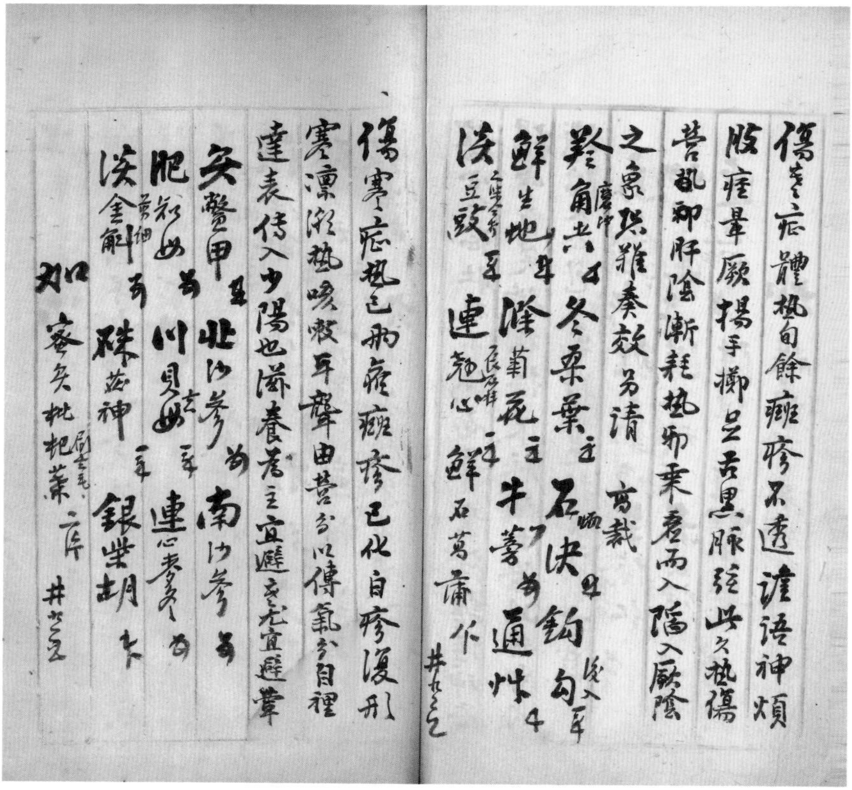

傷寒痧疹熱旬餘癍疹不透譫語神煩
股疹暈厥揚手擲呈舌黑脈弦此久熱傷
營亂卹肝陰漸耗熱卹秉毒而入陷入厥陰
之象殊難奏效另請　寫載
黔角尖子冬桑葉主　石决鉤勾
鮮生地年　淫菊花主　牛蒡通州
淡豆豉　連翹心　鮮石菖蒲

傷寒疵熱邑兩疵癍疹已化自疹復形
寒凜淅熱嗽敕年聲由营苓以傳氣参目程
達表傳入少陽地滋養者主宜避之先宜避聲
矢馨甲　北沙参　南沙参
肥　川貝母　連心参
淡　朱茯神　銀柴胡
如　客冬枇杷葉　井�

伤寒症，体热旬余，瘢疹不透，谵语神烦，肢痉晕厥，扬手掷足，舌黑脉弦，此久热伤营，肝阴渐耗，热邪乘虚而入，陷入厥阴之象。恐难奏效，另请高裁。

羚角尖（磨冲）一钱　冬桑叶二钱　石决（煅）四钱　钩勾（后入）三钱　鲜生地五钱　滁菊花二钱　牛蒡（炒）钱半　通草一钱　淡豆豉三钱（二味合打）　连翘心（辰砂拌）二钱　鲜石菖蒲八分

井水煎。

伤寒症，热已两候，瘢疹已化，白疹复形，寒凛淤热，咳嗽耳聋，由营分以传气分，自里达表，传入少阳也。滋养为主。宜避寒，尤宜避荤。

炙鳖甲五钱　北沙参钱半　南沙参钱半　肥知母钱半　川贝母（去心）三钱　连心麦冬钱半　淡金斛（剪细）钱半　朱茯神三钱　银柴胡五分

加蜜炙枇杷叶（刷去毛）二片。井水煎。

伤寒之後倦枳已除瘀疹六化元氣未復精
神疲軟因早起嗜葷貪涼妨食遂致妄热
復生脘痛嘔吐此餘邪未清挟食停滞而
不化釀成為热也是名食復和理為宜

茯金斛　仙露夏　橘絡　焦神麯
株荳神　焦苡　蘇梗　荆芥子
銀柴胡　加生熟穀芽

冬温症

冬因塞而反温名曰冬温乃天時不
正之氣人感之而变为热初起脘悶頭痛即
在太少二阳之表作　柴葛解肌
紫中朴　炒柴胡　葛根　荆芥
防風稍　栗菜　豆卷　紫蘇
細川斛　加慈白頭三枚

伤寒之后，体热已凉，瘢疹亦化，元气未复，精神疲软。因早起嗜荤，贪凉好饮，遂致寒热复生，脘痛呕吐，此余邪未清，挟食停滞，积而不化，酿成为热也。是名食复。和里为宜。

淡金斛（剪细）三钱　　仙露夏钱半　　橘络一钱　　焦神曲钱半　　朱茯神三钱　　焦瓜蒌钱半　　苏梗钱半　　荆芥子钱半　　银柴胡五分

加生熟谷芽各四两（煎汤代水）。河水煎。

冬温症

冬因寒而反温，名曰冬温，乃天时不正之气，人感之而寒热初起，脘闷头疼，邪在太少二阳之表，治以柴葛煎。

制中朴一钱　　炒柴胡五分　　葛根（煨）钱半　　荆芥钱半　　防风梢钱半　　桑叶钱半　　豆卷钱半　　紫苏钱半　　细川斛钱半

加葱白头三枚。河水煎。

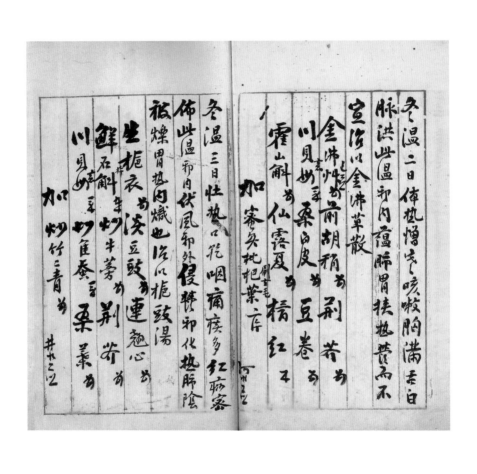

冬温二日体热憎寒咳嗽胸满去白
脉洪此温邪内蕴肺胃挟热势而不
宣泄以金沸草散
金沸炒前胡稍 荆芥
川贝妙桑白皮 豆卷
霍山斛 仙露夏 橘红 不
如密灸枇杷叶云

冬温三日壮热口花咽痛疹多 红疹密
佈此温邪内伏风邪外侵赞邪化热肺阴
祛燥胃热内炽也佐以栀致汤
生栀衣 淡豆豉 连翘心
鲜石斛 炒牛蒡 荆芥
川贝母 炒僵蚕 桑叶
加炒竹二青

冬温二日，体热憎寒，咳嗽胸满，舌白脉洪。此温邪内蕴，肺胃挟热，郁而不宣。治以金沸草散。

金沸草（包煎）钱半　前胡梢钱半　荆芥钱半　川贝母（去心）三钱　桑白皮钱半　豆卷钱半　霍山斛钱半　仙露夏钱半　橘红一钱

加蜜炙枇杷叶（刷去毛）二片。河水煎。

冬温三日，壮热口干，咽痛痰多，红痧密布，此温邪内伏，风邪外侵，郁邪化热，肺阴被烁，胃热内炽也。治以栀豉汤。

生栀衣钱半　淡豆豉钱半　连翘心钱半　鲜石斛五钱　炒牛蒡钱半　荆芥钱半　川贝母（去心）三钱　炒僵蚕三钱　桑叶钱半

加炒竹二青钱半。井水煎。

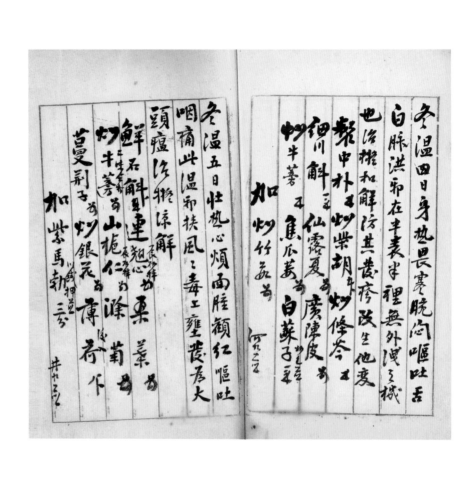

冬温四日身热畏寒未晚仍嘔吐舌
白脉洪邪在半表半裡無外達之機
也治擬和解防其發疹或生他變
柴中朴　生炒紫胡　炒條苓
細川斛　仙露夏　廣陳皮
炒半蓯　焦瓜蔞　白蘇子
加炒竹茹

冬温五日壮热心煩兩脇額紅嘔吐
咽痛此温邪挟風之毒工壅甚為大
頭瘟汾糖凉解
鮮石斛　川連　栗
炒牛蒡　山栀仁　滁菊
苣蔓荊子　炒銀花　薄荷
加紫馬勃三分

冬温四日，身热畏寒，脘闷呕吐，舌白脉洪，邪在半表半里，无外泄之机也。治拟和解，防其发疹，致生他变。

制中朴一钱　炒柴胡五分　炒条芩一钱　细川斛三钱　仙露夏钱半
广陈皮钱半　炒牛蒡一钱　焦瓜蒌钱半　白苏子（炒，包煎）三钱

加炒竹茹钱半。河水煎。

冬温五日，壮热心烦，面肿颧红，呕吐咽痛，此温邪挟风，风毒上壅，发为大头瘟。治拟凉解。

鲜石斛五钱　连翘心（辰砂拌）钱半　桑叶钱半　炒牛蒡钱半（二味合打）　山栀仁（辰砂拌）钱半　滁菊钱半　蔓荆子钱半　炒银花钱半　薄荷（后入）八分

加紫马勃（川钱押煎）三分。井水煎。

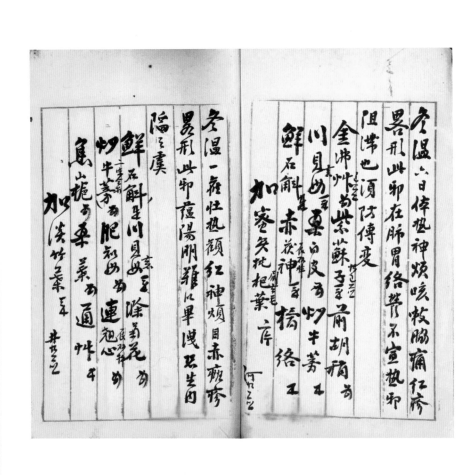

冬溫六日倬熱神煩咳嗽脅痛紅疹

暑形此卵在肺胃絡膠不宣熱邪

阻滯也須防傳變

金沸炒 紫蘇子 前胡梢

川貝 炒牛蒡

鮮石斛 赤茯神 橘絡

加枇杷葉

冬溫一候壯熱額紅神煩目赤癮疹

暑形此卵蘊陽明雜以畢漢君生肉

隔之虞

鮮石斛 生川貝 滁菊花

炒牛蒡 肥知母 連翹心

焦山梔 桑葉 通草

加淡竹葉

冬温六日，体热神烦，咳嗽胁痛，红疹略形，此邪在肺胃，络郁不宣，热邪阻滞也。须防传变。

金沸草（包煎）钱半　紫苏子（炒.包煎）三钱　前胡梢钱半　川贝母（去心）三钱　桑白皮钱半　炒牛蒡一钱　鲜石斛五钱　赤茯神（辰砂拌）三钱　橘络一钱

加蜜炙枇杷叶（刷去毛）二片。河水煎。

冬温一候，壮热颧红，神烦目赤，瘊疹略形，此邪蕴阳明，难以毕泄，恐生内陷之虞。

鲜石斛五钱　川贝母（去心）三钱　滁菊花钱半、炒牛蒡钱半（二味合打）　肥知母钱半　连翘心（辰砂拌）钱半　焦山栀钱半　桑叶钱半　通草一钱

加淡竹叶三钱。井水煎。

冬温壮热神烦　红疹未透便泄带红

此邪在阳明热伤肠胃气虚下陷之

象殊为棘手

媛葡根为　焦山栀　淡豆豉

霍石斛　藕三两　炒牛蒡

赤茯苓　焦州皮　通草

加伏荷薄三枝

冬温九日壮热昏瘛面红目赤谵语

神烦脉散模糊舌烂灰黑此热煽胃

液心昔六祯劫也殊为危险

乌犀尖　羚角尖　生栀仁

鲜石斛　连翘心　炒牛蒡

淡豆豉　赤茯神　通草

玉雪散　加辰砂玉宋散开

冬温八日，壮热神烦，红疹未透，便泄带红。此邪在阳明，热伤肠胃，气虚下陷之象，殊为棘手。

煨葛根钱半　焦山栀钱半　淡豆豉钱半　霍石斛钱半　扁豆衣（炒）三钱　炒牛蒡一钱　赤茯苓三钱　焦丹皮钱半　通草一钱

加干荷蒂三枚。井水煎。

冬温九日，壮热发痉，面红目赤，谵语神烦，脉数模糊，舌燥灰黑。此热烁胃液，心营亦被劫也。殊为危险。

乌犀尖（磨冲）五分　羚角尖（磨冲）五分　生栀仁钱半　鲜石斛五钱　连翘心（辰砂拌）钱半　炒牛蒡钱半、淡豆豉三钱（二味合打）　赤茯神（辰砂拌）三钱　通草一钱　玉雪散（另服）四分

加辰砂玉泉散（包煎）一两。井水煎。

冬温旬日身热不凉瘀多咳呛便闭

耳聋红疹已化白疹累形此温邪内

伏由阳明以传少阳由裡达表宜凉解

广解石斛生肥知母 川贝母 生甘草

珠茯神 银柴胡 青蒿

栢子仁 郁李仁 通草

加鲜枇杷叶 荸荠

冬温十一日气体素虚表邪又感涤热不凉

口花嗜饮神志时清时冒疹痕若显若

微柴烽养蕉脉者峰此阴者邪恋愁门而

不宣正不胜邪之兆也珠茯神为辣手

灸龟版灸鳖甲 焦牡蛎 知母

珠茯神 北沙参 银柴胡 青蒿

鲜石斛 加 珠灯心 丹皮之乙

冬温旬日，身热不凉，痰多咳嗽，便闭耳聋，红疹已化，白疹略形，此温邪内伏，由阳明以传少阳，由里达表，宜凉解。

鲜石斛五钱　肥知母钱半　川贝母（去心）三钱　朱茯神三钱　银柴胡五分　青蒿钱半　柏子仁（炒，打）三钱　郁李仁三钱　通草一钱

加鲜枇杷叶（刷去毛）二片。井水煎。

冬温十一日，气体素虚，表邪又感，淡热不凉，口干嗜饮，神志时清时浊，疹痕若显若微，齿燥唇焦，脉虚舌绛。此阴虚邪恋，郁而不宣，正不胜邪之候也。殊为棘手。

炙龟版五钱　炙鳖甲五钱　煅牡蛎三钱　知母钱半　朱茯神三钱　北沙参钱半　银柴胡五分　青蒿钱半　鲜石斛（杵）四钱

加朱灯心卅寸。井水煎。

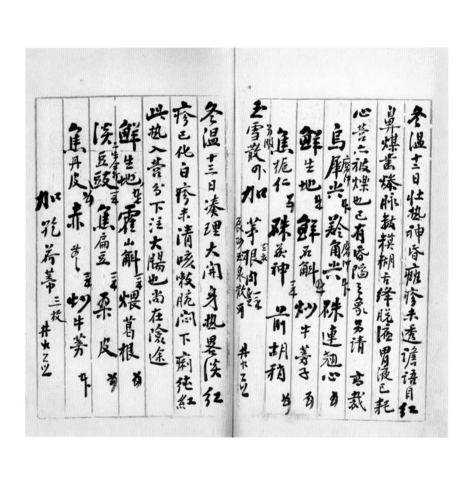

冬温　十三日　壮热神昏瘛疭未透谵语目红

鼻煤齿燥脉数模糊舌绛脘闷胃液已耗

心营之被煤也已有昏陷之象急请　吾哉

乌犀尖　羚角尖　株连翘心

鲜生地　鲜石斛　炒牛蒡子

焦栀仁　珠茯神　前胡稍

玉雪散　加

冬温　十三日　凑理大开身热暑泛红

疹已化白疹未清咳呛脘闷下痢纯红

此热入营多下注大肠也尚在险途

鲜生地　霍山斛　煨葛根

淡豆豉　焦扁豆　栗皮

焦丹皮　赤　炒牛蒡

加　花荷蒂　井水乙匕

冬温十二日，壮热神昏，瘢疹未透，谵语目红，鼻煤齿燥，脉数模糊，舌绛脱液。胃液已耗，心营亦被烁也。已有昏陷之象，另请高裁。

乌犀尖（磨冲）五分　羚角尖（磨冲）五分　朱连翘心钱半　焦栀仁钱半　朱茯神三钱　前胡梢钱半　玉雪散（另服）四分

加茅根肉（去衣）三钱、辰砂玉泉散（包煎）钱半。井水煎。

冬温十三日，凑①理大开，身热略淡，红疹已化，白疹未清，咳嗽脘闷，下痢纯红，此热入营分，下注大肠也，尚在陷途。

鲜生地五钱　霍山斛三钱　煨葛根钱半、淡豆豉三钱（二味合打）　焦扁豆三钱　桑皮钱半　焦丹皮钱半　赤苓三钱　炒牛蒡五分

加干荷蒂三枚。井水煎。

---

① 凑：当作"腠"。

冬温两旬余身热已凉白疹密布咳嗽
耳聋脘闷少纳脉右意洪舌苔根白肺
胃猶未和餘邪悉未净宜渗卷鱼味理
头鬓甲　南北沙参　知母　头
鲜石斛　花米茯神　川貝母
银柴胡　青蒿　草蔀燈心米　橘络
加　生熟穀芽各丰　井水之之

冬温十五日粥热未清耳聋便世咳嗽
口燥纳食未克此餘邪猶恋肺氣不和
脾湿下注使世也和理為宜
野於术　云茯苓　扁豆
金石斛　煨葛根　前胡根
川貝母　桑皮　橘络
加　枇杷葉三枚　井水之之

冬温两候，身热已凉，白疹密布，咳嗽耳聋，脘闷少纳，脉右虚红，舌苔根白。肺胃犹未和，余邪亦未净。宜滋养兼疏理。

炙鳖甲五钱　南北沙参各钱半　炙知母钱半　鲜石斛四钱　抱木茯神（辰砂拌）三钱　川贝母（去心）钱半　银柴胡五分　青蒿珠钱半　橘络八分

加生熟谷芽（黄汤代水）各二两。井水煎。

冬温十五日，淤[①]热未清，耳聋便泄，咳嗽口燥，纳食未充。此余邪犹恋，肺气不和，脾湿下注使然也。和理为宜。

野于术（土炒）一钱　云茯苓二钱　焦扁豆三钱　金石斛钱半　煨葛根一钱　前胡根一钱　川贝母（去心）三钱　桑皮钱半　橘络一钱

加干荷蒂三枚。井水煎。

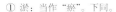

蔡小香医案·冬温症

① 淤：当作"瘀"。下同。

冬溫十六日溯热耳聾咳嗽便閉

口燥咽紅納少作脹肺氣失輸胃液

由耗擬栝蔞滋養中蓍疎理

冬鼈甲　旱北沙參　覓麥冬二寸

肥知母　川見母　甜杏霜

鮮金斛　炒僵蠶　青蒿

加柏仁霜

冬溫十七日音热嗄實晝滋夜甚咳嗽

痰多易飢易食此陽盛生外虚陰虚生

因热肺胃因之不和迄佥滋補

生鼈甲　西洋參　溪天冬

黑栀母　川貝母　銀柴胡

炒茋皮　珠兒神　青蒿

加建蓮肉

冬温十六日，淤热耳聋，咳嗽便闭，口燥咽红，纳少作胀。此肺气失输，胃液内耗。拟于滋养中兼疏理。

炙鳖甲五钱　北沙参钱半　苋麦冬三钱　肥知母钱半　川贝母（去心）三钱　甜杏霜三钱　鲜金斛（杵）五钱　炒僵蚕三钱　青蒿钱半

加柏仁霜三钱。井河水煎。

冬温十七日，虚热虚寒，昼凉夜发，咳嗽痰多，易饥易食。此阳虚生外寒，阴虚生内热，肺胃因之不和也。治拟滋补。

生鳖甲五钱　西洋参钱半　淡天冬三钱　焦知母钱半　川贝母（去心）三钱　银柴胡五分　炒芪皮钱半　朱茯神三钱　青蒿（鳖血拌）钱半

加建莲肉三钱。井水煎。

冬溫十八日口淡嗜葷胸中痞滿嗳噁

復生咳嗽氣粗脈濡弱舌白此脾胃氣

虛失於推輸化食澤濡中也佑宜健運

　焦枳朮炒　焦穀芽炒　焦薤皮炒

　細川斛炒　雲茯苓　青蒿炒

　沉香麯　川貝母　蘇子

　加　直麥芽

冬溫十九日病後失調操勞太早遂致

虛象現虛寒胃卽腹墊納少神疲氣機

不暢此脾頹傷脾己不生金肺氣因之

不洽也宜辣補蔥施

　西洋参　川貝母　白芥子　青蒿

　炙鱉甲炒　蔗皮　防風　前胡

　焦於朮　橘絡　酒炒桑枝

冬温十八日，口淡嗜荤，胸中痞满，虚热复生，咳嗽气粗，脉数舌白。此脾胃气虚，失于输化，食滞伤中也。治宜健运。

焦于术钱半　焦枳壳钱半　焦薆皮钱半　细川斛三钱　云茯神三钱
青蒿钱半　沉香曲钱半　川贝母（去心）三钱　苏子（炒．包煎）三钱

加焦麦芽（煎汤代水）三两。河水煎。

冬温十九日，病后失调，操劳太早，遂致虚热虚寒，骨节酸楚，纳少神疲，气机不畅。此劳顿伤脾，脾不生金，肺气因之不洽也。宜疏补兼施。

炙鳖甲五钱　炒芪皮钱半　防风钱半　前胡钱半　西洋参钱半　川贝（去心）三钱　白苓三钱　青蒿钱半　焦于术一钱　橘络一钱　酒炒桑枝四钱

井水煎。

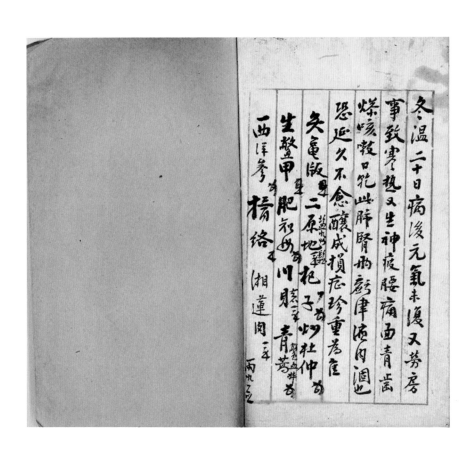

冬温二十日病後元氣未復又芳唇

事致寒熱又生神疲腰痛面青齿

燥咳嗽口乾此肺腎兩虧津液內涸也

恐延久不愈醸成損症珍重為佳

炙龜版 二原地 杞子 炒杜仲

生鳖甲 肥知母 川貝 青蒿

西洋参 橘络 湘蓮肉

兩九已

冬温二十日，病后元气未复，又劳房事，致寒热又生，神疲腰痛，面青齿燥，咳嗽口干，此肺肾两亏，津液内涸也。恐延久不愈，酿成损症。珍重为佳。

　　炙龟版五钱　　二原地（盐水炒松）三钱　　杞子（炒）钱半　　炒杜仲钱半　生鳖甲五钱　　肥知母钱半　　川贝（去心）三钱　　青蒿（鳖血拌）钱半　　西洋参钱半　　橘络一钱　　湘莲肉三钱

　　雨水煎。

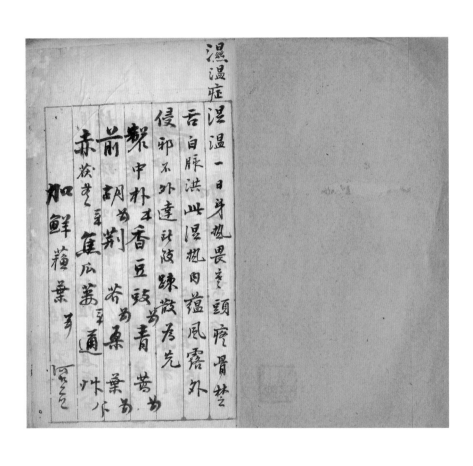

温温症　温温一日身热畏寒頭痛骨楚
吾白脉洪此湿热內蕴風露外
侵邪不外達則痧疹散為先
羚中朴木香豆豉　青菁
前胡苓荊芥桑葉
赤苓佳瓜蒌仁通草
如鮮藕葉

下　卷

湿温症

湿温一日，身热畏寒，头疼骨楚，舌白脉洪。此湿热内蕴，风露外侵，邪不外达所致，疏散为先。

制中朴一钱　香豆豉钱半　青蒿钱半　前胡钱半　荆芥钱半　桑叶钱半　赤茯苓三钱　焦瓜蒌三钱　通草八分

加鲜苏叶钱半。河水煎。

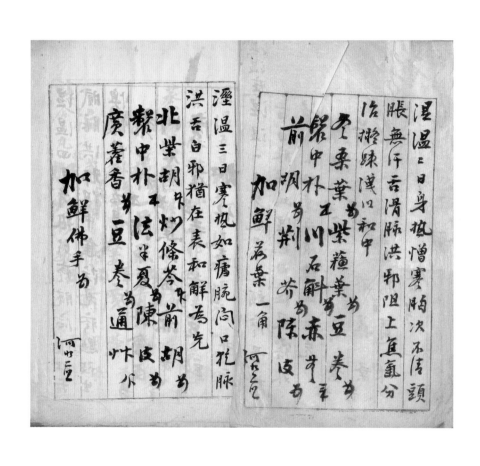

湿温三日寒热如疟脘悶口花脉
洪舌白邪猶在表和解為先
北柴胡　炒條芩　前胡
羚中朴　法半夏　陈皮
廣藿香　豆卷　通竹卜
加鲜佛手

湿温二日身热憎寒脘次不清頭
胀無汗舌滑脈洪邪阻上焦氣分
佐搽䐜漢以和中
大豆叶　紫蘇叶　豆卷
羚中朴　玉川石斛　赤芍
前胡　荆芥　陈皮
加鲜荷葉一角

湿温二日，身热憎寒，胸次不清，头胀无汗，舌滑脉洪。邪阻上焦气分，治拟疏泄以和中。

冬桑叶钱半　紫苏叶钱半　豆卷钱半　制中朴一钱　川石斛钱半　赤苓三钱　前胡钱半　荆芥钱半　陈皮钱半

加鲜荷叶一角。河水煎。

湿温三日，寒热如疟，脘闷口干，脉洪舌白。邪犹在表。和解为先。

北柴胡五分　炒条芩五分　前胡钱半　制中朴一钱　法半夏钱半　陈皮钱半　广藿香钱半　豆卷钱半　通草八分

加鲜佛手钱半。河水煎。

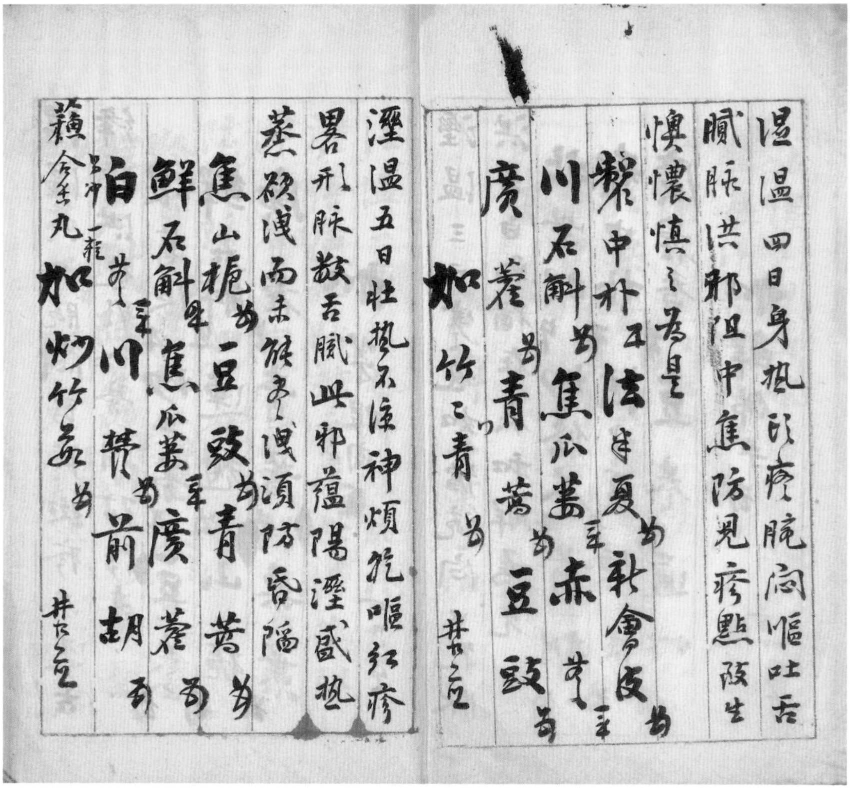

温温四日身熱頭疼脘悶嘔吐舌
膩脈洪邪阻中焦防見疹點 陔生
懊憹慎之為是
製中朴五分 法半夏錢 新會皮錢
川石斛錢 焦瓜蔞三錢 赤茯苓錢
廣藿香錢 青蒿錢 豆豉錢
加竹茹二錢 青[illegible]錢
共[illegible]

溼温五日壯熱不除神煩脘悶紅疹
暑邪脈數舌膩此邪蘊陽溼盛熱
蒸欲洩而未能洩須防昏陷
焦山梔錢 豆豉錢 青蒿錢
鮮石斛四錢 焦瓜蔞三錢 廣藿香錢
白茯苓三錢 川貝母錢 前胡錢
[illegible]一錢
藕[illegible]金丹丸 加炒竹茹錢
共[illegible]

湿温四日，身热头疼，脘闷呕吐，舌腻脉洪。邪阻中焦，防见疹点，致生懊侬，慎之为是。

制中朴一钱　法半夏钱半　新会皮钱半　川石斛钱半　焦瓜蒌钱半 赤苓三钱　广藿钱半　青蒿钱半　豆豉钱半

加竹二青（炒）钱半。井水煎。

湿温五日，壮热不凉，神烦干呕，红疹略形，脉数舌腻。此邪蕴阳，湿盛热蒸，欲泄而未能尽泄，须防昏陷。

焦山栀钱半　豆豉钱半　青蒿钱半　鲜石斛四钱　焦瓜蒌三钱　白苓三钱　川郁钱半　前胡钱半　苏合香丸（另冲）一粒

加炒竹茹钱半。井水煎。

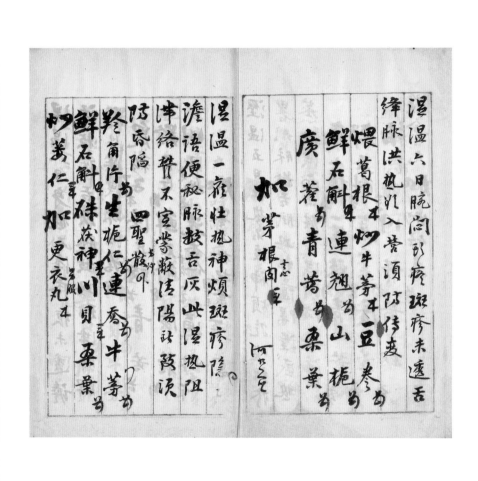

溫溫六日脘悶疼斑疹未達舌
絳脉洪熱机入營須防傳變
煨葛根本　炒牛蒡本　豆豉
鮮石斛　連翹　山栀
廣藿　青蒿　栗葉
加茅根闊

溫溫一疿牡热神煩斑疹隱
譫語便秘脉散舌灰此溫熱阻
沸絡贊不宣榮藏佈陽註陰頂
防香隔　　四聖散
羚角片　生栀仁　連翹　牛蒡
鮮石斛　硃茯神　川貝　栗葉
炒薏仁　加更衣丸本

湿温六日，脘闷头疼，斑疹未透，舌绛脉洪，热欲入营，须防传变。

煨葛根_{一钱} 炒牛蒡_{一钱} 豆卷_{钱半} 鲜石斛_{四钱} 连翘_{钱半} 山栀_{钱半} 广藿_{钱半} 青蒿_{钱半} 桑叶_{钱半}

加茅根肉（去心）三钱。河水煎。

湿温一候，壮热神烦，斑疹隐隐，谵语便闭，脉数舌灰。此湿热阻滞，络郁不宣，蒙闭清阳所致，须防昏陷。

四圣散（另冲）四分

羚角片_{钱半} 生栀仁_{钱半} 连乔①_{钱半} 牛蒡（炒）_{钱半} 鲜石斛_{四钱} 朱茯神_{三钱} 川贝_{三钱} 桑叶_{钱半} 炒蒌仁_{三钱}

加更衣丸（另服）一钱。

① 乔：当作"翘"。

温温八日身热不凉疹痕未透譫
语较疾舌灰脉数此邪灼肺脾
雜以畢便辣泄為宜
鼠粘子　溪豆豉　青蒿
羚角片　鮮石斛　廣䕡
川貝母　光杏仁　通草
加麥冬枇杷葉

温温九日咳嗽痰涎白疹未透慮
喊神煩此邪留肺胃贊而不宣溫
热交争薰蒸不已也宜清以淺之
浚以滲之
鮮石斛　肥知母　川貝母　牛蒡
赤茯神　前胡　廣䕡
桔梗心下香佩蘭十片

湿温八日，身热不凉，疹痕未透，谵语嗽痰，舌灰脉数。此邪滞肺脾，难以毕泄，疏泄为宜。

鼠粘子（炒）一钱　淡豆豉钱半　青蒿钱半　羚角片钱半　鲜石斛四钱　广藿钱半　川贝母（去心）钱半　光杏仁（去衣）三钱　通草六分

加蜜炙枇杷叶（刷去毛）二片。河水煎。

湿温九日，咳呕痰涎，白疹未透，干呕神烦。此邪留肺胃，郁而不宣，湿热交争，薰蒸不已也。宜清以泄之，淡以渗之。

鲜石斛五钱　肥知母钱半　川贝母（去心）钱半　牛蒡一钱　赤茯神三钱　前胡钱半　桑皮钱半　广藿钱半　桔梗心八分　香佩兰十片

河水煎。

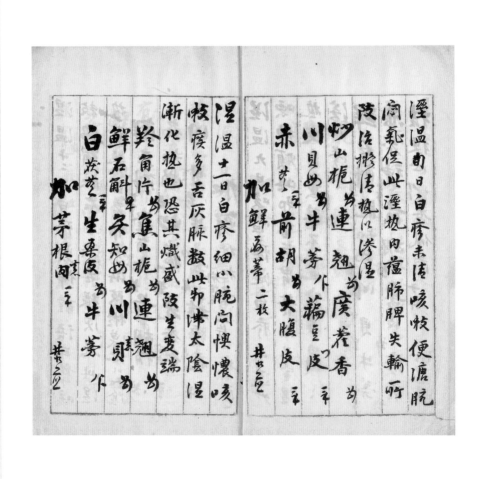

湿温前日白痦未清咳嗽便溏脘
闷气促但此湿热内蕴肺脾失输一听
陵治拟辛开以泛温
炒山栀　连翘　藿香
川贝母　牛蒡子　藊豆皮
赤苓　前胡　大腹皮
加鲜荷蒂二枚

湿温十二日白痦细小脘闷懊㦗咳
嗽痰多舌灰脉数此邪沸太阴湿
渐化热也恐其燔盛陂生变端
羚角片　焦山栀　连翘
鲜石斛　知母　川贝母
白茯苓　生桑皮　牛蒡子
加芦根肉煎

湿温旬日，白疹未清，咳嗽便溏，脘闷气促。此湿热内蕴，肺脾失输所致。治拟清热以渗湿。

炒山栀_{钱半} 连翘_{钱半} 广藿香_{钱半} 川贝母_{钱半} 牛蒡_{八分} 扁豆皮（炒）_{三钱} 赤苓_{三钱} 前胡_{钱半} 大腹皮_{三钱}

加鲜荷蒂二枚。井水煎。

湿温十一日，白疹细小，脘闷懊侬，咳嗽痰多，舌灰脉数。此邪滞太阴，湿渐化热也。恐其炽盛，致生变端。

羚角片_{钱半} 焦山栀_{钱半} 连翘_{钱半} 鲜石斛_{四钱} 炙知母_{钱半} 川贝（去心）_{钱半} 白茯苓_{三钱} 生桑皮_{钱半} 牛蒡_{八分}

加茅根肉（去心）三钱。井水煎。

温温十三日白疹频布谵语耳聋咳
嗽胁痛脉右濡洪舌根灰黑此温
热薰蒸正虚邪窜所致拟清热和阴
鲜石斛　羚羊角片　前胡
突知母　炒山栀　光杏仁
川贝母　牛蒡　旋覆花
加鲜枇杷叶

温温十三日身热淡两无汗白疹细而即阴
脘闷气粗谵语神晕脉数摸床焦舌
黑此热久伤阴胃液涸而心营被烁也已
有正不胜邪之虑易诗　蒿裁
鲜石斛　突知母　川贝母　栗皮
突馨甲　西洋参　桔梗心　青蒿
安宫丸一颗　加溪秋石

湿温十二日，白疹频布，谵语耳聋，咳嗽胁痛，脉右虚洪，舌根灰黑。此湿热薰蒸，正虚邪恋所致，拟泄热以和阴。

鲜石斛五钱　羚角片钱半　前胡梢钱半　炙知母钱半　炒山栀钱半　光杏仁（去衣）三钱　川贝（去心）钱半　牛蒡（炒）一钱　旋覆花（包）钱半

加鲜枇杷（刷去毛）二片。井水煎。

湿温十三日，身热淡而无汗，白疹细而即阴，脘闷气粗，谵语神晕，脉数模糊，唇焦舌黑。此热久伤阴，胃液涸而心营被烁也。已有正不胜邪之虑，另请高裁。

鲜石斛四钱　炙知母钱半　川贝母（去心）三钱　桑皮钱半　炙鳖甲四钱　西洋参（元米炒）五分　桔梗心五分　青蒿钱半　安宫丸（另服）一粒

加淡秋石三钱。井水煎。

温温兩疥白疹毒偪神昏諳語胶
痙頭撼撮空自笑綷脉往邪隔
厥陰之象殊為危險另話窅裁
烏犀尖　羚角片另生梔仁另
鮮生地另鮮石斛三川貝另
池菊花另硃茯神炒牛蒡
紫雪丹加辰砂玉雪散

温温十五日進逼解而濁汗已多得
踈洩而白疹六密但滎熱不凈咳嗽
拒細此肺氣已虛胃氣不甦但邪亦
未凈也和理為宜
淡金斛雲茯苓川貝另要皮另
炙鱉甲北洋参甜杏青蒿另
肥知母加生穀芽

湿温两候，白疹未清，神昏谵语，肢瘛头摇，撮空自笑，舌绛脉弦。邪陷厥阴之象，殊为危险，另请高裁。

乌犀尖（磨冲）三分　羚角片钱半　生栀仁钱半　鲜生地五钱　鲜石斛四钱　川贝钱半　池菊花钱半　朱茯神三钱　炒牛蒡八分　紫雪丹（后服）四分

加辰砂玉雪散（另为先服）四分。井水煎。

湿温十五日，进凉解而浊汗已多，得疏泄而白疹亦密，但淡①热不凉，咳嗽拒纳，此肺气已虚，胃气不苏，余邪亦未净也。和理为宜。

淡金斛三钱　云茯苓三钱　川贝（去心）钱半　桑皮钱半　炙鳖甲五钱　北沙参钱半　甜杏（去衣）三钱　青蒿钱半　肥知母钱半

加生谷芽（煎汤代水）四两。井水煎。

① 淡：疑衍。

温温十六日身热已净后白瘖颈布但
咳嗽疹红咽节疫楚此肺络内伤
赞热召化馀邪猶恋清理為宜
炙鳖甲生　北沙参三　炙知母三
鲜石斛四　川贝三　生要皮三
觉冬閏三　云茯神三　楂络不
加旱莲叶三　廿七之吧

温温十七日白瘖颈布潮热未清咳
咳疫多便溏串血此肺脾湿热下
注大肠也澁補為宜
炙鳖甲生　炒蔸皮三　防风根三
北沙参三　川贝三　前胡根三
焦楂芄不　带皮苓三　州连炭三
加花通叶不　廿七之吧

湿温十六日，身热已凉，白疹频布，但咳嗽痰红，骨节酸楚，此肺络内伤，郁热不化，余邪犹恋，清理为宜。

炙鳖甲五钱　北沙参三钱　炙知母钱半　鲜石斛五钱　川贝（去心）三钱　生桑皮钱半　苋冬肉三钱　云茯神三钱　橘络八分

加旱莲草钱半。井水煎。

湿温十七日，白疹频布，淤热未清，咳嗽痰多，便溏带血。此肺脾湿热下注大肠也。滋补为宜。

炙鳖甲五钱　炒芪皮钱半　防风根钱半　北沙参钱半　川贝母（去心）三钱　前胡根钱半　焦于术一钱　带皮苓三钱　丹皮炭钱半

加花通草八分。井水煎。

上海蔡氏妇科历代家藏医著集成

蔡小香医案

温温十六日浙热年声咳嗽寒凛脉
邪窟激舌苔未清仍邪猶恋清理
為宜

吴鳖甲年　銀柴胡年　青蒿多
霍石斛多　雲茯苓年川貝年
西洋參多　甜杏仁　　橘絡仔
加橘葉不　廿七又己

温温十九日食沸僞中氣為失運
陂宴多热又晨咳嗽多痰昆為食
復清化為宜節食為妙
焦扶尤五焦枳殼不焦小药不
川石斛不白茯苓年炒神麯多
上川貝多廣藿多青蒿多
加焦麦芽不　阿片己己

湿温十八日，潮热耳聋，咳嗽寒凛，脉形虚数，舌苔未清，余邪犹恋，清理为宜。

炙鳖甲五钱　银柴胡五分　青蒿钱半　霍石斛钱半　云茯苓三钱川贝（去心）三钱　西洋参钱半　甜杏仁（去衣）三钱　橘络八分

加橘叶一钱。井水煎。

湿温十九日，食滞伤中，气虚失运，致寒热又发，咳嗽多痰，是为食复，清化为宜，节食为妙。

焦于术一钱　焦枳壳一钱　焦瓜蒌三钱　川石斛钱半　白茯苓三钱炒神曲钱半　上川贝（去心）钱半　广藿钱半　青蒿钱半

加焦麦芽四钱。河水煎。

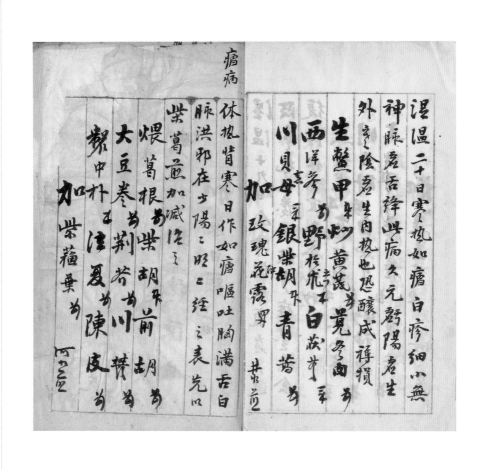

瘖病

温温二十日寒热如瘧白疹細小無
神脉君舌絳興病久元虧陽君生
外邪陰君君生內热也恐醸成痒損
生鱉甲年炒　黄芪　覺多言面
西洋参　野　白茯苓
川貝母　銀柴胡　青蒿
加玫瑰花露罣杯

体热背寒日作如瘧嘔吐胸満舌白
脉洪邪在少陽之昭之經二表先以
紫葛直加減佐之
煨葛根　柴胡　前胡
大豆卷　荆芥　川贊
黎中朴　洁夏　陳皮
加紫蕕葉

湿温二十日，寒热如疟，白疹细小无神，脉虚舌绛，此病久元亏，阳虚生外寒，阴虚生内热也。恐酿成褥损。

生鳖甲五钱　炒黄芪钱半　荭冬肉钱半　西洋参钱半　野于术（土炒）一钱　白茯苓三钱　川贝母（去心）三钱　银柴胡五分　青蒿钱半

加玫瑰花露（冲）四两。井水煎。

疟　病

体热背寒，日作如疟，呕吐胸满，舌白脉洪，邪在少阳、阳明二经之表。先以柴葛煎加减治之。

煨葛根钱半　柴胡五分　前胡钱半　大豆卷钱半　荆芥钱半　川郁钱半　制中朴一钱　法夏钱半　陈皮钱半

加紫苏叶钱半。河水煎。

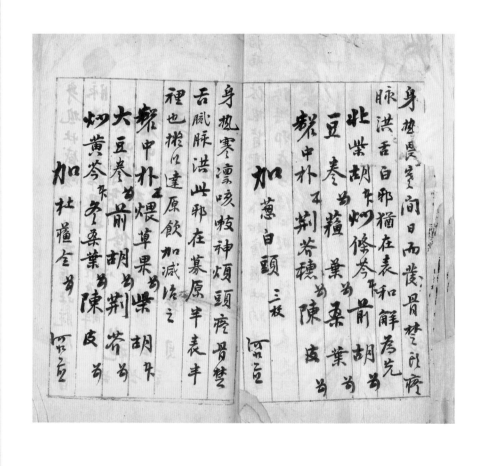

身楚惡寒間日而瘧骨楚肌疼
脉洪舌白邪猶在表和解為先
北柴胡 炒條芩 前胡
豆卷 蘿葉 桑葉
藥中朴 荊芥穗 陳皮
加蔥白頭三枚

身枓寒凜咳嗽神煩頭疼骨楚
舌膩脉洪此邪在募原半表半
裡也擬以達原飲加減治之
藥中朴王煨草果 柴胡
大豆卷 前胡 荊芥
炒黃芩 冬桑葉 陳皮
加杜藿全

身热畏寒，间日而发，骨楚头疼，肺洪舌白。邪犹在表，和解为先。

北柴胡五分　炒条芩五分　前胡钱半　豆卷钱半　苏叶钱半　桑叶钱半　制中朴一钱　荆芥穗钱半　陈皮钱半

加葱白头三枚。河水煎。

身热寒凛，咳嗽神烦，头疼骨楚，舌腻脉洪。此邪在募原半表半里也。拟以达原饮加减治之。

制中朴一钱　煨草果钱半　柴胡五分　大豆卷钱半　前胡钱半　荆芥钱半　炒黄芩五分　冬桑叶钱半　陈皮钱半

加杜苏全钱半。河水煎。

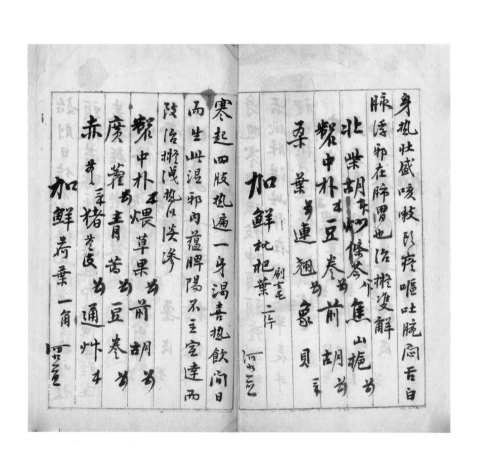

身热壮盛，咳嗽头疼，呕吐脘闷，舌白脉浮。邪在肺胃也。治拟双解。

北柴胡_{五分}　炒条芩_{八分}　焦山栀_{钱半}　制中朴_{一钱}　豆卷_{钱半}
前胡_{钱半}　桑叶_{钱半}　连翘_{钱半}　象贝_{三钱}

加鲜枇杷叶（刷去毛）二片。河水煎。

寒起四肢，热遍一身，渴喜热饮，间日而生。此湿邪内蕴，脾阳不主宣达而致。治拟泄热以淡渗。

制中朴_{一钱}　煨草果_{钱半}　前胡_{钱半}　广藿_{钱半}　青蒿_{钱半}　豆卷_{钱半}　赤苓_{三钱}　猪苓皮_{钱半}　通草_{一钱}

加鲜荷叶一角。河水煎。

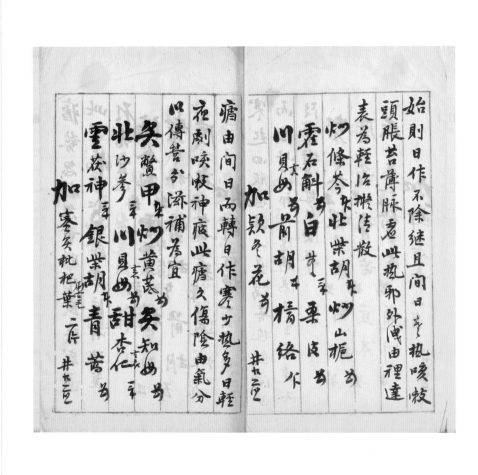

始则日作不除，继且间日寒热，咳嗽头胀，苔薄脉虚。此热邪外泄，由里达表为轻。治拟清散。

炒条芩_{五分}　北柴胡_{五分}　炒山栀_{钱半}　霍石斛_{钱半}　白苓_{三钱}　桑皮_{钱半}　川贝母（去心）_{钱半}　前胡_{一钱}　橘络_{八分}

加款冬花钱半。井水煎。

疟由间日而转日作，寒少热多，日轻夜剧，咳嗽神疲。此疟久伤阴，由气分以传营分，滋补为宜。

炙鳖甲_{五钱}　炒黄芪_{钱半}　炙知母_{钱半}　北沙参_{三钱}　川贝母（去心）_{钱半}　甜杏仁（去衣）_{三钱}　云茯神_{三钱}　银柴胡_{五分}　青蒿_{钱半}

加蜜炙枇杷叶（刷去毛）二片。井水煎。

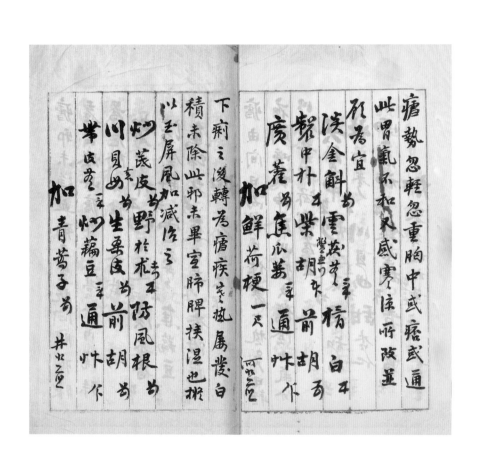

疟势忽轻忽重，胸中或痞或通，此胃气不和，又感寒凉所致，并顾为宜。

淡金斛钱半　云茯苓三钱　橘白一钱　制中朴一钱　柴胡（鳖血炒）五分　前胡钱半　广藿钱半　焦瓜蒌三钱　通草八分

加鲜荷梗一尺。河水煎。

下痢之后，转为疟疾，寒热屡发，白积未除。此邪未毕，宣肺脾挟湿也。拟以玉屏风加减治之。

炒芪皮钱半　野于术（土炒）一钱　防风根钱半　川贝母（去心）钱半生桑皮钱半　前胡钱半　带皮苓三钱　炒扁豆三钱　通草八分

加菁蒿子钱半。井水煎。

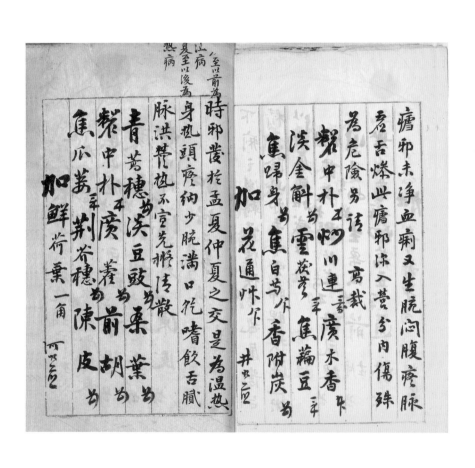

瘅邪未净血痢又生脘闷腹疼脉
苔舌燥此瘅邪深入营分内傷殊
為危險务話　　　寫栽
辐中朴炒川連　　廣木香
淡金斛　　雲茯苓　　焦藊豆
焦歸身　焦白芍　香附炭
加花通料　　　井中泥

熱病
江病
夏至以後為

至以前為
時邪發扵孟夏仲夏之交是為温热
身热頭疼細少腕満口乾嗜飲舌膩
脉洪萦热不宣先擬传散
青蒿穗　淡豆豉　桑叶
辐中朴　廣藿　前胡
焦瓜蔞　荆芥穗　陳皮
加鲜荷葉一角

疟邪未净，血痢又生，脘闷腹疼，脉虚舌燥。此疟邪深入营分，内伤殊为危险。另请高裁。

制中朴一钱　炒川连三分　广木香五分　淡金斛钱半　云茯苓三钱
焦扁豆三钱　焦归身钱半　焦白芍八分　香附炭钱半

加花通草八分。井水煎。

夏至以前为温病，夏至以后为热病。

时邪发于孟夏仲夏之交，是为温热。身热头疼，纳少脘满，口干嗜饮，舌腻脉洪。郁热不宣，先拟清散。

青蒿穗钱半　淡豆豉钱半　桑叶钱半　制中朴一钱　广藿钱半　前胡钱半　焦瓜蒌三钱　荆芥穗钱半　陈皮钱半

加鲜荷叶一角。河水煎。

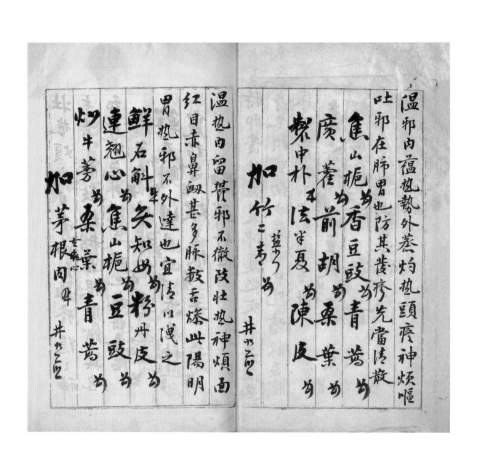

温邪内蕴，热势外蒸，灼热头疼，神烦呕吐，邪在肺胃也。防其发疹，先当清散。

焦山栀_{钱半}　香豆豉_{钱半}　青蒿_{钱半}　广藿_{钱半}　前胡_{钱半}　桑叶_{钱半}　制中朴_{一钱}　法半夏_{钱半}　陈皮_{钱半}

加竹二青（盐水炒）钱半。井水煎。

温热内留，郁邪不彻，致壮热神烦，面红目赤，鼻衄甚多，脉数舌燥。此阳明胃热，邪不外达也。宜清以泄之。

鲜石斛_{五钱}　炙知母_{钱半}　粉丹皮_{钱半}　连翘心_{钱半}　焦山栀_{钱半}　豆豉_{钱半}　炒牛蒡_{钱半}　桑叶_{钱半}　青蒿_{钱半}

加茅根肉（去衣心）四钱。井水煎。

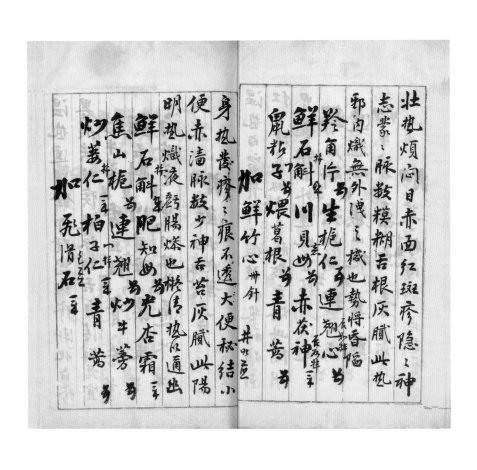

壮热煩渇目赤面红斑疹隐隐之神

志蒙蒙脉数模糊舌根灰腻此热

邪内熾無外陳之槭也热势悟香隔

羚角片　生栀仁　连翘心

鮮石斛　川見妙　赤茯神

鼠粘子　煨葛根　青蒿

加鮮竹心卅针　井吹豆

身热叢瘰之痕不透大便秘结小

便赤潘脉数少神舌苔灰腻此陽

明热熾津液鶴肠燥也樞唇热尿通出

鮮石斛　肥知母　光杏霜

焦山栀　连翘　炒牛蒡

炒蒌仁　柏子仁　青蒿

加　芫滑石

壮热烦闷，目赤面红，斑疹隐隐，神志蒙蒙，脉数模糊，舌根灰腻。此热邪内炽，无外泄之机也。势将昏陷。

羚角片钱半　生栀仁钱半　连翘心（辰砂拌）三钱　鲜石斛（杵）四钱
川贝母（去心）钱半　赤茯神（辰砂拌）三钱　鼠粘子（炒）钱半　煨葛根钱半　青蒿钱半

加鲜竹心卅针。井水煎。

身热发疹，疹痕不透，大便秘结，小便赤涩，脉数少神，舌苔灰腻。此阳明热炽，液亏肠燥也。拟清热以通幽。

鲜石斛（杵）五钱　肥知母钱半　光杏霜三钱　焦山栀钱半　连翘钱半
炒牛蒡钱半　炒蒌仁（杵）三钱　柏子仁（炒，杵）三钱　青蒿钱半

加飞滑石（包煎）三钱。

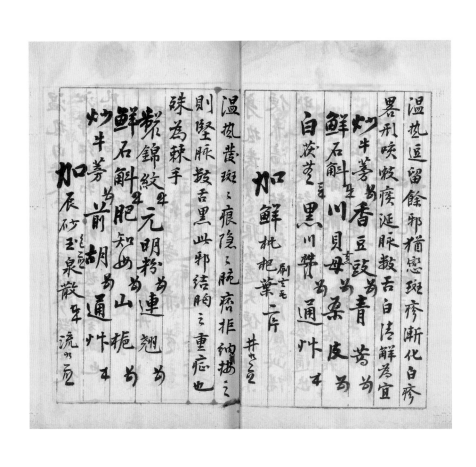

温热逗留餘邪猶恋斑疹漸化白㾦
暑邪咳嗽痰涎脉数舌白清解為宜
炒牛蒡二钱　香豆豉三钱　青蒿二钱
鲜石斛生川贝母二钱　栗皮三钱
白茯苓三钱　黑川斛二钱　通草
加　鲜枇杷叶二片

温热发斑隐隐痕隐之腕痹拒纳揿之
则坚脉鼓舌黑此邪结胸之重症也
殊為棘手
紫锦纹二钱　元明粉二钱　连翘二钱
鲜石斛肥知母二钱　山栀二钱
炒牛蒡二钱　前胡二钱　通草
加　辰砂玉泉散　流水煎

温热逗留，余邪犹恋，斑疹渐化，白疹略形，咳嗽痰涎，脉数舌白，清解为宜。

炒牛蒡钱半　香豆豉钱半　青蒿钱半　鲜石斛五钱　川贝母（去心）钱半　桑皮钱半　白茯苓三钱　黑川郁钱半　通草一钱

加鲜枇杷叶（刷去毛）二片。井水煎。

温热发斑，斑痕隐隐，脘痞拒纳，按之则坚，脉数舌黑。此邪结胸之重症也。殊为棘手。

制锦纹四钱　元明粉钱半　连翘钱半　鲜石斛四钱　肥知母钱半　山栀钱半　炒牛蒡钱半　前胡钱半　通草一钱

加辰砂玉泉散（包煎）五钱。流水煎。

溫热内燔陰虧下隔斑疹微露便

洩帶红此邪不外達热結旁流也

恐其陷入厥陰而變

炒條芩八焦山梔当焦丹皮当

煨葛根八炒牛蒡子赤苓当

藕豆衣三大腹皮三通艸八

加竹筎荷蒂二枚

陰亏邪戀贊热不宣改壯热煩神煩

面青齒燥斑疹未透色淡不鮮脈

軟模胡吾苔灰黑已有正不勝邪之慮

炙鳖甲 肥知母 川貝

鮮石斛 焦山梔 豆卷

煨葛根 前胡 青蒿

玉雪散外加 鮮荷梗一尺

温热内燔，阴虚下陷，斑疹微露，便泄带红。此邪不外达，热结旁流也。恐其陷入厥阴而变。

炒条芩_{八分}　焦山栀_{钱半}　焦丹皮_{钱半}　煨葛根_{一钱}　炒牛蒡_{一钱}

赤苓_{三钱}　扁豆衣_{三钱}　大腹皮_{三钱}　通草_{八分}

加干荷蒂二枚。

阴虚邪恋，郁热不宣，致壮气神烦，面青齿燥，斑疹未透，色淡不鲜，脉软模胡^①，舌苔灰黑，已有正不胜邪之虑。

炙鳖甲_{五钱}　肥知母_{钱半}　川贝（去心）_{三钱}　鲜石斛_{五钱}　焦山栀_{钱半}　豆卷_{钱半}　煨葛根_{一钱}　前胡_{钱半}　青蒿_{钱半}

玉雪散（另服）四分。加鲜荷梗一尺。河水煎。

---

① 胡：当作"糊"。

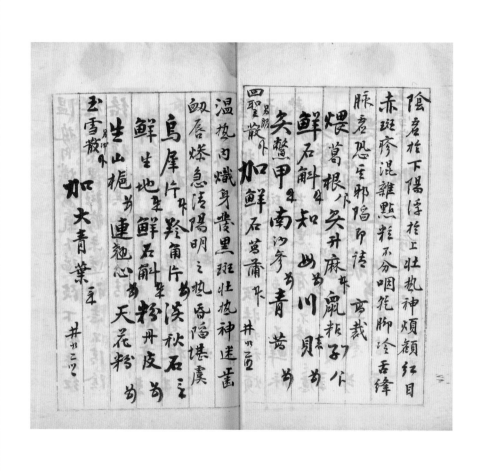

陰居於下陽浮於上壯熱神煩額紅目

赤斑疹混雜點糙不分咽花腳冷舌絳

脈倉恐至邪陷即恃　寒裁

煨葛根 吳升麻 羚羊片 　

鮮石斛 知母 川貝

炙鱉甲 南沙參 青蒿 　

四聖散

加 鮮石草莆 　

溫枚肉熾身襲里斑壯枚神迷罔

頄唇燦急清陽明之枚香陷堪虞

烏犀片 羚角片 溪秋石 　

鮮生地 鮮石斛 粉丹皮 　

生山梔 連翹心 天花粉 　

玉雪散

加 大青葉

阴虚于下，阳浮于上，壮热神烦，颧红目赤，斑疹混杂，点粒不分，咽干脚冷，舌绛脉虚。恐生邪陷，即请高裁。

煨葛根八分　炙升麻五分　鼠粘子（炒）八分　鲜石斛四钱　知母钱半　川贝（去心）钱半　炙鳖甲四钱　南沙参钱半　青蒿钱半

四圣散（另服）四分

加鲜石菖蒲五分。井水煎。

温热内炽，身发黑斑，壮热神迷，齿衄唇燥。急清阳明之热，昏陷堪虞。

乌犀片五分　羚角片钱半　淡秋石三钱　鲜生地五钱　鲜石斛五钱　粉丹皮钱半　生山栀钱半　连翘心钱半　天花粉钱半

玉雪散（另冲）四分。加大青叶三钱。井水煎。

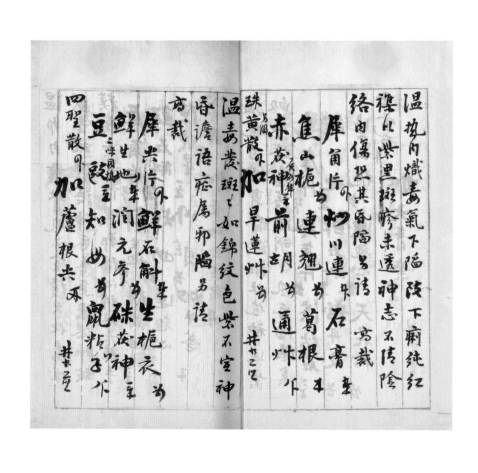

温热內燔毒氣下隔 瘀下痢純紅

復以紫里瘰疹未透 神志不清陰

絡內傷然其昏隔易诱 天窍裁

犀角片 灯心 川連 石膏

焦山栀 連翹 葛根

赤茯神 前胡 通艸

珠黄散 早蓮艸

温毒發斑斑如錦紋色紫不宣神

昏譫语痉属邪陷易诱

犀尖片 鮮石斛 生栀衣

鮮生地 润元参 硃茯神

豆鼓 知母 鼠粘子

四聖散加蘆根共 葉

温热内炽，毒气下陷，致下痢纯红，杂以紫黑，斑疹未透，神志不清。阴络内伤，恐其昏陷，另请高裁。

犀角片四分　炒川连五钱　石膏五钱　焦山栀钱半　连翘钱半　葛根一钱　赤茯神（辰砂拌）三钱　前胡钱半　通草八分

珠黄散（另服）四分

加旱莲草钱半。井水煎。

温毒发斑，斑如锦纹，色紫不宣，神昏谵语。症属邪陷，另请高裁。

犀尖片四分　鲜石斛五钱　生栀衣钱半　鲜生地五钱　润元参钱半　朱茯神三钱、豆豉三钱（二味同捣）　知母钱半　鼠粘子（炒）八分

四圣散四分

加芦根尖一两。井水煎。

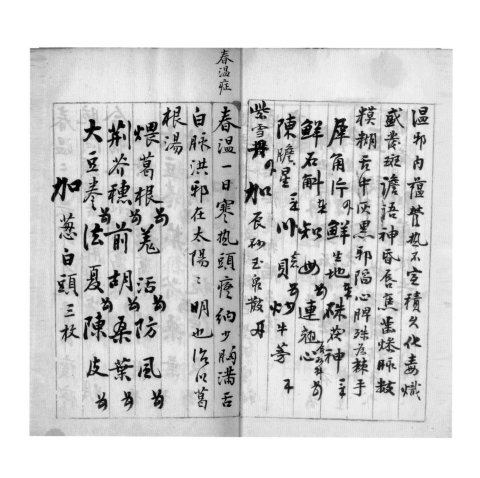

春温症

温邪内蕴赞热不宣积久化毒熾
盛发斑谵语神香唇焦齿燥脉数
模糊苔年灰黑郭隔心脾珠为棘手
犀角汁　鲜生地　珠茯神主
鲜石斛　知母　连翘心
陈胆星　川贝　炒牛蒡
紫雪丹　加辰砂玉泉散丑

春温一日寒热头疼纳少胸满舌
白脉洪邪在太阳之明也治以葛
根汤
煨葛根　羌活　防风
荆芥穗　前胡　桑叶
大豆卷　法夏　陈皮
加葱白头三枚

温邪内蕴，郁热不宣，积久化毒，炽盛发斑，谵语神昏，唇焦齿燥，脉数模糊，舌中灰黑。邪陷心脾，殊为棘手。

犀角片_{四分} 鲜生地_{五钱} 朱茯神_{三钱} 鲜石斛_{五钱} 知母_{钱半} 连翘心（辰砂拌）_{钱半} 陈胆星_{三钱} 川贝（去心）_{钱半} 炒牛蒡_{一钱} 紫雪丹_{四分}

加辰砂玉泉散一两。

春温症

春温一日，寒热头疼，纳少胸满，舌白脉洪，邪在太阳、阳明也。治以葛根汤。

煨葛根_{钱半} 羌活_{钱半} 防风_{钱半} 荆芥穗_{钱半} 前胡_{钱半} 桑叶_{钱半} 大豆卷_{钱半} 法夏_{钱半} 陈皮_{钱半}

加葱白头三枚。

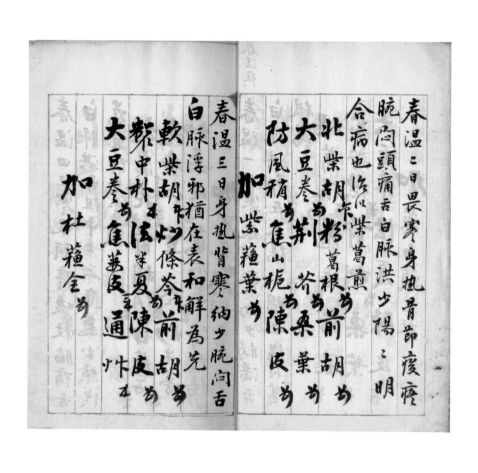

春溫二日畏寒身熱骨節痠疼
脘悶頭痛舌白脈洪少陽之明
合病也治以紫葛煎
北紫胡宗粉　葛根另　前胡另
大豆卷另　荊芥另　桑葉另
防風稍另　焦山梔另　陳皮另
加紫蘇葉另

春溫三日身熱皆寒絤少脘悶舌
脈浮邪猶在表和解為先
軟紫胡另　炒條苓另　前胡另
蟞中朴另　法半夏另　陳皮另
大豆卷另　焦苡皮另　通艸另
加杜藿全另

春温二日，畏寒身热，骨节酸疼，脘闷头痛，舌白脉洪。少阳、阳明合病也。治以柴葛煎。

北柴胡六分　粉葛根钱半　前胡钱半　大豆卷钱半　荆芥钱半　桑叶钱半　防风梢钱半　焦山栀钱半　陈皮钱半

加紫苏叶钱半。

春温三日，身热背寒，纳少脘闷，舌白脉浮。邪犹在表，和解为先。

软柴胡五分　炒条芩五分　前胡钱半　制中朴一钱　法半夏钱半　陈皮钱半　大豆卷钱半　焦蒌皮三钱　通草一钱

加杜苏全钱半。

上海蔡氏妇科历代家藏医著集成

蔡小香医案

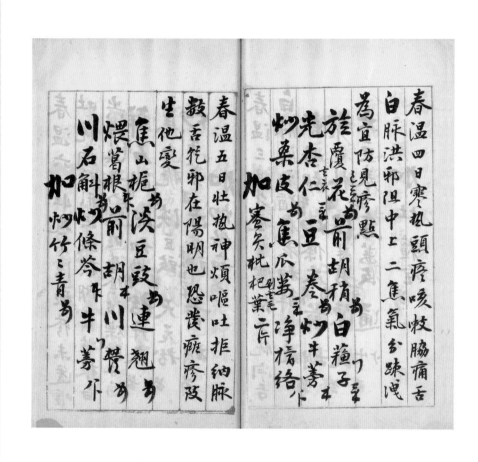

春溫四日寒熱頭疼咳嗽脇痛舌
白脈洪邪阻中上二焦氣分疎洩
為宜防見疹點
旋覆花　前胡　白蒺子
光杏仁　炒牛蒡
炒桑皮　炒焦爪蔞淨橘絡
加寒矢枇杷葉

春溫五日壯熱神煩嘔吐拒納脈
數舌花邪在陽明也恐發癍疹叚
生他變
焦山梔　淡豆豉　連翹
煨葛根　前胡　川貝
川石斛　條苓　牛蒡
加炒竹之青

春温四日，寒热头疼，咳嗽胁痛，舌白脉洪。邪阻中上二焦气分，疏泄为宜，防见疹点。

旋覆花（包煎）钱半　前胡梢钱半　白苏子（炒）三钱　光杏仁（去衣）三钱　豆卷钱半　炒牛蒡一钱　炒桑皮钱半　焦瓜蒌三钱　净橘络八分

加蜜炙枇杷叶（刷去毛）二片。

春温五日，壮热神烦，呕吐拒纳，脉数舌干。邪在阳明也。恐发瘖疹，致生他变。

焦山栀钱半　淡豆豉钱半　连翘钱半　煨葛根五分　前胡一钱　川郁钱半　川石斛钱半　炒条芩五分　牛蒡（炒）八分

加炒竹二青钱半。

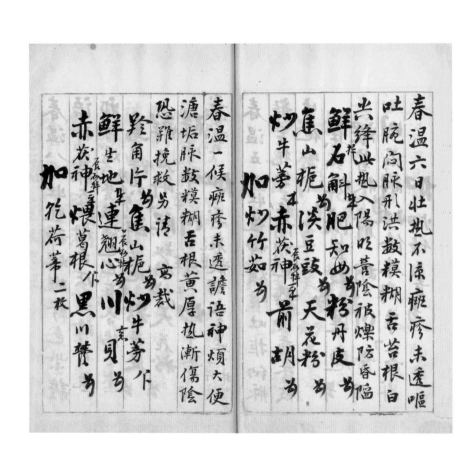

春温六日壯熱不除瘰疹未透嘔
吐腕悶脈形洪數模糊舌苔根白
尖絳此熱入陽明營陰祗燥防昏瞶
鮮石斛 肥知母 粉丹皮
焦山梔 淡豆豉 天花粉
炒牛蒡 赤茯神 前胡
加 炒竹茹

春溫一候瘰疹未透讝語神煩大便
溏垢脈數模糊舌根黃厚熱漸傷陰
恐難挽救另診 高裁
羚角片 焦山梔 炒牛蒡
鮮生地 連翹心 川貝
赤茯神 煨葛根 黑川贊
加 荷蒂二枚

春温六日，壮热不凉，痖疹未透，呕吐脘闷，脉形洪数模糊，舌苔根白尖绛。此热入阳明，营阴被烁，防昏陷。

鲜石斛（杵）五钱　肥知母钱半　粉丹皮钱半　焦山栀钱半　淡豆豉钱半　天花粉钱半　炒牛蒡一钱　赤茯神（辰砂拌）三钱　前胡钱半

加炒竹茹钱半。

春温一候，痖疹未透，谵语神烦，大便溏垢，脉数模糊，舌根黄厚。热渐伤阴，恐难挽救，另请高裁。

羚角片钱半　焦山栀钱半　炒牛蒡八分　鲜生地五钱　连翘心（辰砂拌）钱半　川贝（去心）钱半　赤茯神（辰砂拌）三钱　煨葛根八分　黑川郁钱半

加干荷蒂二枚。

上海蔡氏妇科历代家藏医著集成

蔡小香医案

春温八日壮热神烦斑疹色紫谵
语神昏脉大糢糊舌灰尖绛乃热
邪内燔心营被燥也已有昏隔之虞

乌犀尖　鲜生地　粉丹皮
鲜石斛　肥知母　天花粉
珠雪神川贝　炒牛蒡
玉雪散外加玉泉散再大青叶

春温九日壮热不凉神烦脘闷斑
如锦绞神志不清谵语便秘脉大
糢糊舌绛无液此阳明热燔胃液
被燥也昏隔之候另议

辰砂玉泉散　乌犀尖川贝
钱皮鲜斛润　元参牛蒡
珠雪焚神肥知母麻仁
安宫丸一粒加芦根尖

春温八日，壮热神烦，斑疹色紫，谵语神昏，脉大模糊，舌灰尖绛，乃热邪内炽，心营被烁也。已有昏陷之虞。

乌犀尖（磨冲）四分　鲜生地四钱　粉丹皮钱半　鲜石斛（杵）五钱肥知母钱半　天花粉钱半　朱云神三钱　川贝（去心）三钱　炒牛蒡钱半

玉雪散（另服）四分

加玉泉散（包煎）一两、大青叶十片。井水煎。

春温九日，壮热不凉，神烦脘闷，斑如锦纹，神志不清，谵语便秘，脉大模糊，舌绛无液。此阳明热炽，胃液被烁也。昏陷之候，另请高裁。

辰砂玉泉散一两　乌犀尖（磨冲）四分　川贝（去心）三钱　铁皮鲜斛五钱　润元参三钱　牛蒡（炒）钱半　朱云茯神三钱　肥知母钱半　麻仁钱半　安宫丸（研冲）一粒

加芦根尖四两。

上海蔡氏妇科历代家藏医著集成

蔡小香医案

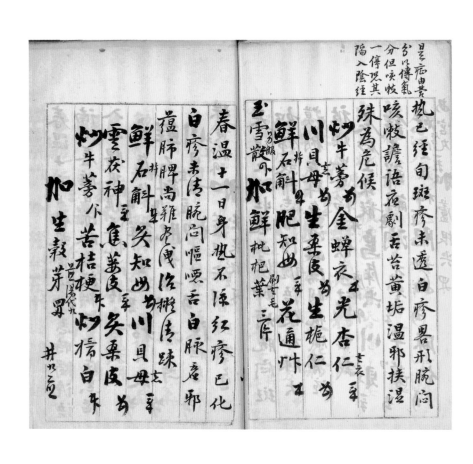

是瘄由黄
分以傳氣
一停照其
隔入陰經

热已經旬斑瘄未透白瘄畧形腕間

咳嗽譫語痰劇舌苦黄垢溫邪挾溫

殊為危候

炒牛蒡子　金蟬衣　光杏仁

川貝母　生桑皮　生梔仁

鮮石斛　肥知母　花通炓

玉雪散　加　鮮枇杷葉

春溫十一日身熱不解紅瘄已化

白瘄未清腕悶嘔噁舌白脈虛邪

薀肺脾尚雜表濕佐搬清珠

鮮石斛　矢知母　川貝母

雲茯神　焦薏苡　矢栗皮

炒牛蒡子　苦桔梗　灯橪白

加　生榖芽

是症由营分以传气分，但咳嗽一停，恐其陷入阴经。

热已经旬，斑疹未透，白疹略形，脘闷咳嗽，谵语夜剧，舌苔黄垢，温邪挟湿，殊为危候。

炒牛蒡钱半　金蝉衣一钱　光杏仁（去衣）三钱　川贝母（去心）钱半
生桑皮钱半　生栀仁钱半　鲜石斛（杵）四钱　肥知母三钱　花通草一钱
玉雪散（另服）四分

加鲜枇杷叶（刷去毛）三片。

春温十一日，身热不凉，红疹已化，白疹未清，脘闷呕恶，舌白脉虚。邪蕴肺脾，尚难尽泄，治拟清疏。

鲜石斛（杵）五钱　炙知母钱半　川贝母（去心）三钱　云茯神三钱
焦萎皮三钱　炙桑皮钱半　炒牛蒡八分　苦桔梗五分　炒橘白五分

加生谷芽（煎汤代水）四两。井水煎。

春温十二日壮热发斑神志时迷谵语

谵谵唇睚目赤脉数模糊舌中灰黑隔

入心脾恐难速挽另请高裁

乌犀角片　鲜生地羊　粉丹皮羊

鲜石斛　肥知母羊　赤芍羊　陈胆星羊

川贝母羊　炒牛蒡羊　陈胆星羊

珠黄散　加　芦根尖丑　玉泉散

春温十三日壮热神昏发斑疹不徹

目窜面青撮空自笑脉数少神

舌寅不出邪隔心包恰无良策

勉拟散味聊以慰之另请高裁

犀业片　炒川连　珠连翘

鲜生地羊　粉丹皮　陈胆星

生栀仁　赤茯神　牛蒡子

紫雪丹　加　灯心卅针　竹心卅针

春温十二日，壮热发斑，神志时浊，谵语喃喃，唇肿目赤，脉数模糊，舌中灰黑，陷入心脾。恐难逆挽，另请高裁。

乌犀片五分　鲜生地五钱　粉丹皮钱半　鲜石斛（杵）五钱　肥知母钱半　赤芍钱半　川贝母（去心）三钱　炒牛蒡钱半　陈胆星钱半

珠黄散（另冲）四分

加芦根尖一两、玉泉散（包煎）一两。井水煎。

春温十三日，壮热神昏，斑疹不彻，目窜面青，撮空自笑，脉数少神，舌关不出，邪陷心包。治无良策，勉拟数味，聊以慰之，另请高裁。

犀尖片五分　炒川连五分　朱连翘三钱　鲜生地六钱　粉丹皮钱半　陈胆星钱半　生栀仁三钱　赤茯神（辰砂拌）三钱　牛蒡子（炒）钱半

紫雪丹（另冲）四分

加灯心（辰砂拌）卅寸、竹心卅针。井水煎。

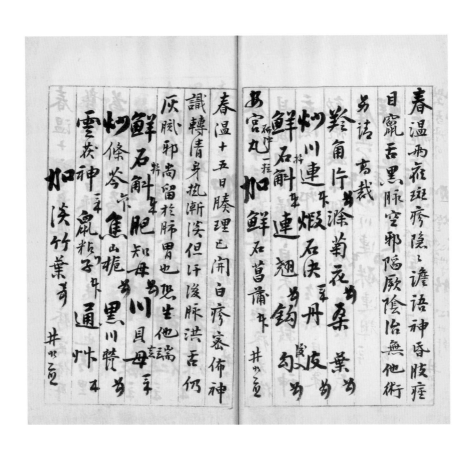

春溫兩旬疹隱〻譫語神昏肢痓
目窠舌黑脉空邪陷厥陰恰無他術
芳諸 高栽
羚角片 滁菊花 桑葉
炒川連 蝦石決 丹皮
鮮石斛 連翹 鈎
安宮丸 加 鮮石菖蒲

春溫十五日腠理已開白痦密佈神
識轉清身熱漸淡但汗後脉洪舌仍
灰腻邪尚留於肺胃也恐生他端
鮮石斛肥知母 川貝母
炒條芩焦山梔 黑川贊
雲茯神鼠粘子 通炒
加淡竹葉

春温两候，斑疹隐隐，谵语神昏，肢痉目窜，舌黑脉空。邪陷厥阴，治无他术，另请高裁。

羚角片钱半　滁菊花钱半　桑叶钱半　炒川连五分　煅石决三钱
丹皮钱半　鲜石斛（杵）五钱　连翘钱半　钩勾（后入）钱半

安宫丸（研冲）一粒

加鲜石菖蒲五分。井水煎。

春温十五日，腠理已开，白疹密布，神识转清，身热渐淡，但汗后脉洪，舌仍灰腻。邪尚留于肺胃也。恐生他端。

鲜石斛（杵）五钱　肥知母钱半　川贝母（去心）三钱　炒条芩六分
焦山栀钱半　黑川郁钱半　云茯神三钱　鼠粘子（炒）五分　通草一钱

加淡竹叶钱半。井水煎。

春溫十六日身熱巳淨白疹密佈耳
聲嗽舌白脈疾餘邪未淨也治理
爲宜養神爲妙
炙鱉甲　焦知母　川貝母
淡金斛　雲茯神　甜杏仁
川斛　青蒿　花通料
如　蹇　枇杷葉　井……

春溫十七日潮熱耳聾白疹頻佈但
胃氣不甦不思納穀脈形疾舌苔
未清及病久元虧陰君生肉熱也宜滋補
炙鱉甲　西洋參　知母
淡金斛　川斛　貝甜杏仁
雲茯神　銀柴胡　青蒿
如　生穀芽　井……

春温十六日，身热已凉，白疹密布，耳聋咳嗽，舌白脉虚，余邪未净也。清理为宜。养神为妙。

炙鳖甲五钱　焦知母钱半　川贝母（去心）三钱　淡金斛三钱　云茯神三钱　甜杏仁（去衣）三钱　川郁钱半　青蒿钱半　花通草一钱

加蜜炙枇杷叶（刷去毛）二片。井水煎。

春温十七日，潮热耳聋，白疹频布，但胃气不苏，不思纳谷，脉形虚数，舌苔未清。乃病久元亏，阴虚生内热也。宜滋补。

炙鳖甲四钱　西洋参一钱　炒知母钱半　淡金斛钱半　川贝（去心）钱半　甜杏仁（去衣）三钱　云茯神三钱　银柴胡五分　青蒿钱半

加生谷芽四钱。井水煎。

春温六日身熱已解納穀亦增但嗜

葷太早寒熱復生胸次不清脉數舌

膩此挟食停蕈蒸為胍食復症也

霍石斛　雲茯苓　炒楂　白木

焦瓜蔞　焦神麹　焦穀芽

川貝　前胡　青蒿

　加　玫瑰花二朵

春温十九日身熱已清白疹六化因擣蒡太早

寒熱又生納少胃楚舌絳脉寤此蒡頰偈脾

脾氣舒陽無以化因兩生熱旦為蒡復

吳龜甲　炒蒺藜　防風

炒當歸　焦白芍　白芷

川石斛　銀柴胡　青蒿

　加　酒炒桑枝

春温十八日，身热已解，纳谷亦增，但嗜荤太早，寒热复生，胸次不清，脉数舌腻。此挟食停滞，熏蒸为热，食复症也。

霍石斛钱半　云茯苓三钱　炒橘白一钱　焦瓜蒌三钱　焦神曲三钱　焦谷芽三钱　川贝三钱　前胡钱半　青蒿钱半

加玫瑰花二朵。井水煎。

春温十九日，身热已凉，白疹亦化，因操劳太早，寒热又生，纳少骨楚，舌绛脉虚。此劳顿伤脾，脾气内亏，阳无以化，因而生热，是为劳复。

炙鳖甲五钱　炒芪皮钱半　防风钱半　炒当归钱半　焦白芍钱半　白苓三钱　川石斛三钱　银柴胡五分　青蒿钱半

加酒炒桑枝五钱。

春温二十日夜生君枳朴瘦面青腰

瘘脊楚舌白脉虚此肾陰肉损水

不能涵固而生肉热也是為房劳復

吴龟版　奎　杞子　南杜仲　川

西洋参　肥知母　川贝　青蒿

淡金斛　川斛

加　相蓮闻三　雨水豆

暑湿症　暑湿蘊於中風露乘於外段彦槐所

暑為天氣下降　湿為地氣上騰　痞纳少呕吐先當清暑以和中

嫯中朴　細香薷　廣藿

法半夏　陳皮　青蒿

川石斛　焦瓜蔞　通草

加　炒竹茹

河廿二已

春温二十日，夜生虚热，形瘦面青，腰酸脊楚，舌白脉虚。此肾阴内损，水不能涵，因而生内热也。是为房劳复。

炙龟版五钱　奎杞子（盐水炒）钱半　南杜仲（盐水炒）钱半　西洋参钱半　肥知母钱半　川贝（去心）钱半　淡金斛钱半　川郁钱半　青蒿钱半

加湘莲肉三钱。雨水煎。

暑湿症

暑为天气下降，湿为地气上腾。

暑湿蕴于中，风露乘于外，致寒热头疼，纳少呕吐。先当清暑以和中。

制中朴一钱　细香薷五分　广藿钱半　法半夏钱半　陈皮钱半　青蒿钱半　川石斛钱半　焦瓜蒌三钱　通草八分

加炒竹茹钱半。河水煎。

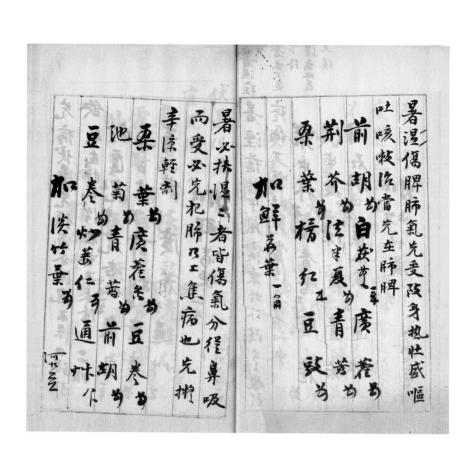

暑濕傷脾肺氣先受陰身热壯感嘔
吐咳嗽佐當先左肺脾
前胡 白蒺藜 廣藿
荆芥 法半夏 青蒿
桑葉 橘紅玉豆豉
加鮮荷葉一角

暑必挾濕之者皆傷氣分從鼻吸
而受必先犯肺乃工焦病也先擬
辛凉輕劑
豆卷炒薏仁玉通州仆
池菊 青蒿 前胡
桑葉 廣藿次 豆卷
加淡竹葉

暑温伤脾，肺气先受，致身热壮盛，呕吐咳嗽。治当先在肺脾。

前胡_{钱半}　白茯苓_{三钱}　广藿_{钱半}　荆芥_{钱半}　法半夏_{钱半}　青蒿_{钱半}　桑叶_{钱半}　橘红_{一钱}　豆豉_{钱半}

加鲜荷叶一角。

暑必挟湿，二者皆伤气分，从鼻吸而受，必先犯肺，乃上焦病也。先拟辛凉轻剂。

桑叶_{钱半}　广藿香_{钱半}　豆卷_{钱半}　池菊_{钱半}　青蒿_{钱半}　前胡_{钱半}　豆卷_{钱半}①　炒蒌仁_{钱半}　通草_{八分}

加淡竹叶钱半。河水煎。

---

① 豆卷钱半：与上文重复，疑衍。

上海蔡氏妇科历代家藏医著集成

蔡小香医案

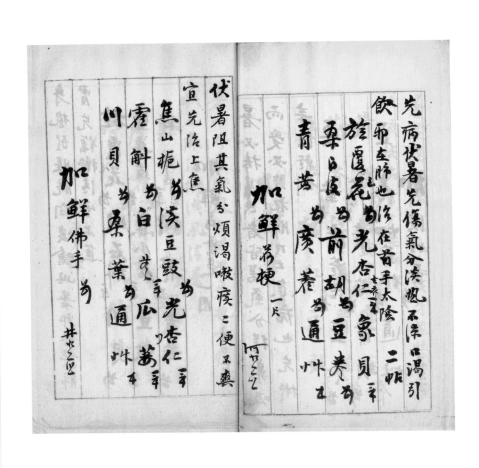

先病伏暑先傷氣分溪瓶石深口渴引

飲而左脈也治在首手太陰 二帖

旋覆花制光杏仁象貝

桑白皮前胡豆卷

青蒿廣藿通艸

加鮮荷梗一片

伏暑阻其氣分煩渴啾瘦二便不藥

宜先治上焦

焦山栀淡豆豉光杏仁

霍斛白芍瓜蔞

川貝桑葉通艸

加鮮佛手

先病伏暑，先伤气分，淡热不凉，口渴引饮，邪在肺也。治在首①手太阴。二帖。

旋覆花（包）钱半　光杏仁（去衣）三钱　象贝三钱　桑白皮钱半　前胡钱半　豆卷钱半　青蒿钱半　广藿钱半　通草一钱

加鲜荷梗一尺。河水煎。

伏暑阻其气分，烦渴嗽痰，二便不爽。宜先治上焦。

焦山栀钱半　淡豆豉钱半　光杏仁三钱　霍斛钱半　白苓三钱　瓜蒌三钱　川贝钱半　桑叶钱半　通草一钱

加鲜佛手钱半。井水煎。

① 首：疑衍。

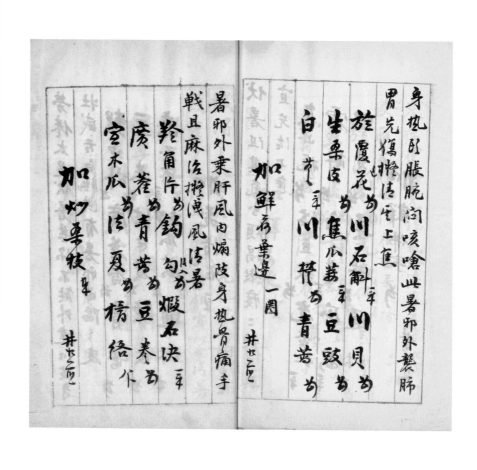

身热耳胀脘闷咳嗌㽲暑邪外襲肺

胃先獨擦清气上進

旋覆花　川石斛　川貝

生栗皮　焦瓜蒌　豆豉

白芍　川朴　青蒿

加鮮荷葉邊一圈

暑邪外乘肝風内煽肢身热骨痛手

戰且麻冷搅渻風清暑

羚角片　鈎勾　煆石决

廣藿　青蒿　豆卷

宣木瓜　法夏　橘络

加炒桑枝

身热头胀，脘闷咳呛，此暑邪外袭，肺胃先伤。拟清其上焦。

旋覆花（包）钱半　川石斛三钱　川贝钱半　生桑皮钱半　焦瓜蒌三钱　豆豉钱半　白苓三钱　川郁钱半　青蒿钱半

加鲜荷叶边一圈。井水煎。

暑邪外乘，肝风内煽，致身热骨痛，手战且麻。治拟泄风清暑。

羚角片钱半　钩勾（后入）钱半　煅石决三钱　广藿钱半　青蒿钱半　豆卷钱半　宣木瓜钱半　法夏钱半　橘络八分

加炒桑枝五钱。井水煎。

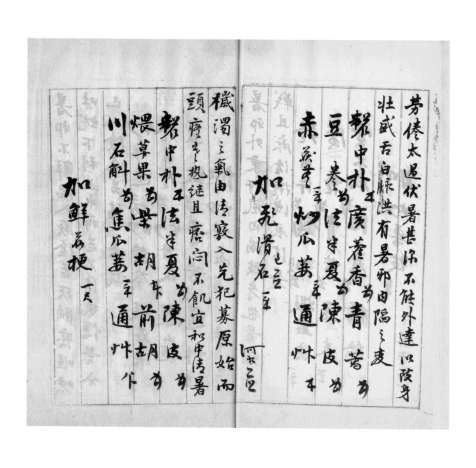

芳倦太過伏暑甚深不能外達以致身

壯熱吾白脈洪有暑邪由隔之凌

蔻中朴廣藿香　青蒿

豆卷　法半夏　陳皮

赤茯苓　炒瓜蔞　通艸

加飛滑石三

穢濁之氣由清竅入先犯募原始而

頭痛憎寒挺繼且痞悶不飢宜松中清暑

蔻中朴平法半夏　陳皮

煨草果　樂胡　前胡

川石斛　焦瓜蔞　通艸作

加鮮荷梗一尺

劳倦太过，伏暑甚深，不能外达，以致身壮盛，舌白脉洪，有暑邪内陷之变。

制中朴一钱　广藿香钱半　青蒿钱半　豆卷钱半　法半夏钱半　陈皮钱半　赤茯苓三钱　炒瓜蒌三钱　通草一钱

加飞滑石（包煎）三钱。河水煎。

秽浊之气，由清窍入，先犯募原，始而头疼寒热，继且痞闷不饥。宜和中清暑。

制中朴一钱　法半夏钱半　陈皮钱半　煨草果钱半　柴胡五分　前胡钱半　川石斛钱半　焦瓜蒌三钱　通草八分

加鲜荷梗一尺。

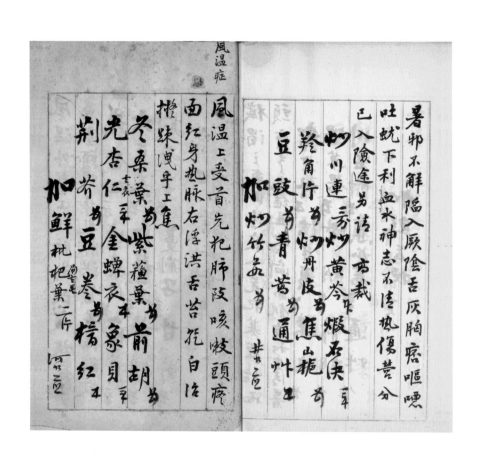

風溫症

風溫上受首先犯肺咳嗽頭疼
面紅身热脈右浮洪舌苔尖白後
攤珠凐乎上焦

冬桑葉　紫蘇葉　前胡
光杏仁　金蟬衣本象貝
荊芥　　豆卷　橘紅本
加鮮枇杷葉二斤

暑邪不解隔入厥陰舌灰胸痞嘔噁
吐蚘下利血水神志不清热傷營分
巳入險途另诊可裁

炒川連三旁炒黃芩煆石决
羚角片另炒丹皮焦山梔
豆豉青蒿通州生
加灯竹茹

暑邪不解，陷入厥阴，舌灰胸痞，呕恶吐蛔，下利血水，神志不清，热伤营分，已入险途，另请高裁。

炒川连_{三分}　炒黄芩_{五分}　煅石决_{三钱}　羚角片_{钱半}　炒丹皮_{钱半}　焦山栀_{钱半}　豆豉_{钱半}　青蒿_{钱半}　通草_{钱半}

加炒竹茹钱半。井水煎。

风温症

风温上受，首先犯肺，致咳嗽头疼，面红身热，脉右浮洪，舌苔干白。治拟疏泄乎上焦。

冬桑叶_{钱半}　紫苏叶_{钱半}　前胡_{钱半}　光杏仁（去衣）_{三钱}　金蝉衣_{一钱}　象贝_{三钱}　荆芥_{钱半}　豆卷_{钱半}　橘红_{一钱}

加鲜枇杷叶（刷去毛）二片。河水煎。

238

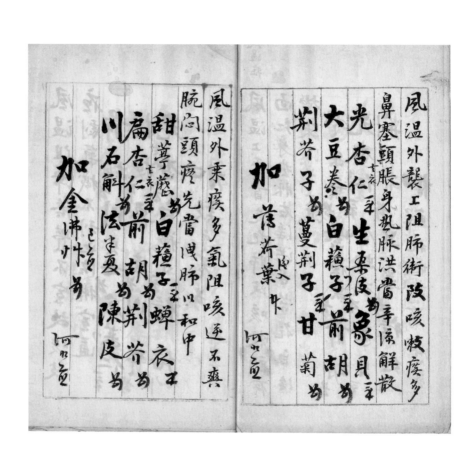

風溫外襲工阻肺衛咳牧痰多
鼻塞頭胀身热脉洪當辛凉解散
光杏仁　生栗皮　象貝
大豆卷　白藕子　前胡
荆芥子　蔓荆子　甘菊
加荷葉

風溫外乘痰多氣阻咳逆不爽
腕悶頭疼先當傳肺以和中
甜葶藶　白藕子　蝉衣
扁杏仁　前胡　荆芥
川石斛　法半夏　陳皮
加金沸叶

风温外袭，上阻肺卫，致咳嗽痰多，鼻塞头胀，身热脉洪。当辛凉解散。

光杏仁（去衣）三钱　生桑皮钱半　象贝三钱　大豆卷钱半　白苏子（炒）三钱　前胡钱半　荆芥子钱半　蔓荆子三钱　甘菊钱半

加薄荷叶（后入）五分。河水煎。

风温外乘，痰多气阻，咳逆不爽，脘闷头疼。先当泄肺以和中。

甜葶苈钱半　白苏子三钱　蝉衣一钱　扁杏仁（去衣）三钱　前胡钱半　荆芥钱半　川石斛钱半　法半夏钱半　陈皮钱半

加金沸草（包煎）钱半。河水煎。

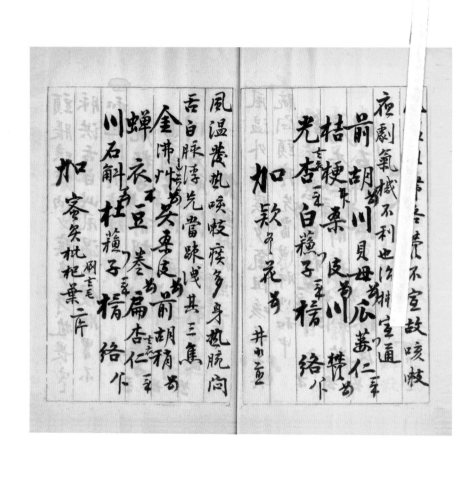

風溫發熱咳嗽痰多身熱脘悶
舌白脈浮先當疏邪其三集
金沸　　芙蓉叶　前胡
蟬衣　豆卷　扁杏仁
川石斛　桂藕子　橘絡
加　蜜炙枇杷葉

夜劇氣機不利也汗難宣故咳嗽
前胡　川貝母　瓜蔞仁
桔梗　栗皮　川　　
光杏　白藕子　橘絡
加　欵冬花

风温阻滞，络郁不宣，故咳嗽夜剧，气机不利也。治拟宣通。

前胡钱半　川贝母钱半　瓜蒌仁（炒）三钱　桔梗五分　桑皮钱半

川郁钱半　光杏（去衣）三钱　白苏子（炒）三钱　橘络八分

加款冬花钱半。井水煎。

风温发热，咳嗽痰多，身热脘闷，舌白脉浮。先当疏泄其三焦。

金沸草（包煎）钱半　炙桑皮钱半　前胡梢钱半　蝉衣一钱　豆卷钱半

扁杏仁（去衣）三钱　川石斛钱半　杜苏子（炒）三钱　橘络八分

加蜜炙枇杷叶（刷去毛）二片。

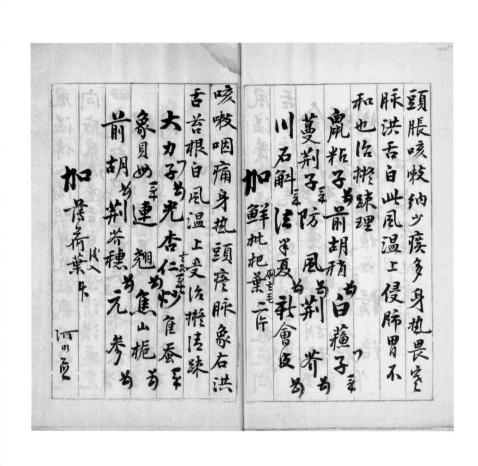

頭脹咳嗽納少痰多身热畏寒
脈洪舌白此風温上侵肺胃不
和也治擬疎理
鼠粘子二錢 前胡稍二錢 白蕱子八分
蔓荆子二錢 防風八分 荆芥八分
川石斛三錢 法半夏錢半 秋會皮二錢
加 鮮枇杷葉二片刷去毛

咳嗽咽痛身热頭痛疼脉象右洪
舌苔根白風温上受治擬清疎
大力子八分 杏仁三錢炒 焦雀蚕三錢
象貝母三錢 連翹三錢 焦山梔三錢
前胡八分 荆芥穗八分 元参二錢
加 廣鬱金葉朴八分 泗四分

头胀咳嗽，纳少痰多，身热畏寒，脉洪舌白。此风温上侵，肺胃不和也。治拟疏理。

鼠粘子钱半　前胡梢钱半　白苏子（炒）三钱　蔓荆子三钱　防风钱半　荆芥钱半　川石斛三钱　法半夏钱半　新会皮钱半

加鲜枇杷叶（刷去毛）二片。

咳嗽咽痛，身热头疼，脉象右洪，舌苔根白。风温上受，治拟清疏。

大力子（炒）钱半　光杏仁（去衣）三钱　炒僵蚕三钱　象贝母三钱　连翘钱半　焦山栀钱半　前胡钱半　荆芥穗钱半　元参钱半

加薄荷叶（后入）五分。河水煎。

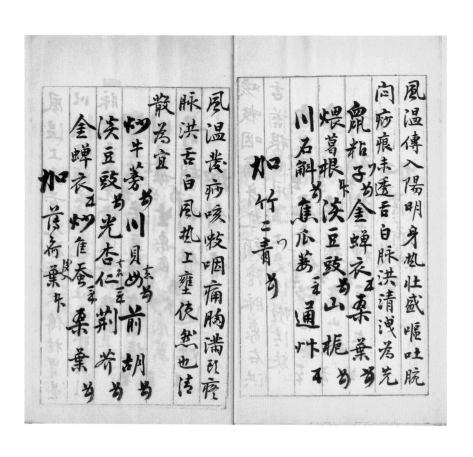

風温傳入陽明身热壯盛嘔吐脘

閟疹痕未透舌白脉洪清渫為先

鼠粘子匆　金蟬衣五栗葉各

煨葛根三五　淡豆豉匆山梔匆

川石斛匆　焦瓜萋皮玉　通艹不

加　竹二青匆

風温袋疹咳敕咽痛胸滿肌瘄

脉洪舌白風热上壅使热也清

散為宜

炒牛蒡匆川　貝匆匆前胡匆

淡豆豉匆光杏仁各三　荆芥匆

金蟬衣五炒隹春玉栗葉匆

加　苦荞齐䰄尖

风温传入阳明，身热壮盛，呕吐脘闷，痧痕未透，舌白脉洪，清泄为先。

鼠粘子（炒）钱半　金蝉衣一钱　桑叶钱半　煨葛根五分　淡豆豉钱半　山栀钱半　川石斛钱半　焦瓜蒌三钱　通草一钱

加竹二青（炒）钱半。

风温发痧，咳嗽咽痛，胸满头疼，脉洪舌白。风热上壅使然也，清散为宜。

炒牛蒡钱半　川贝母（去心）钱半　前胡钱半　淡豆豉钱半　光杏仁（去衣）三钱　荆芥钱半　金蝉衣一钱　炒僵蚕三钱　桑叶钱半

加薄荷叶（后入）五分。

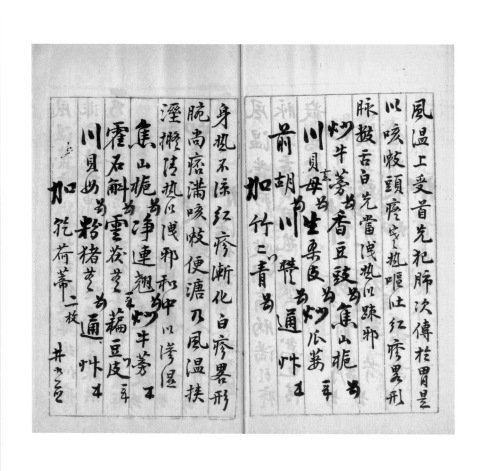

風溫上受首先犯肺次傳桂胃昜
以咳嗽頸疼室热嘔吐紅疹畧形
脉搬舌白先當㳂热以踈邪
炒牛蒡當香豆豉當焦山梔當
川貝母當生栗皮當炒瓜萋半
前胡當川贊通艸半
加竹二青當

身热不㳂紅疹漸化白疹畧形
脘尚痞満咳嗽便溏乃風溫挟
溼擋清热以踈邪和中以㳂溫
焦山梔當净連翹當炒牛蒡半
霍石斛當雲苓半藊豆皮當
川貝母當粉猪苓當艸半
加䒱荷蒂二枚井九㳂色

风温上受，首先犯肺，次传于胃，是以咳嗽头疼，寒热呕吐，红疹略形，脉数舌白。先当泄热以疏邪。

炒牛蒡钱半　香豆豉钱半　焦山栀钱半　川贝母（去心）钱半　生桑皮钱半　炒瓜蒌三钱　前胡钱半　川郁钱半　通草一钱

加竹二青（炒）钱半。

身热不凉，红疹渐化，白疹略形，脘尚痞满，咳嗽便溏，乃风温挟湿，拟清热以泄邪，和中以渗湿。

焦山栀钱半　净连翘钱半　炒牛蒡一钱　霍石斛钱半　云茯苓三钱　扁豆皮（炒）三钱　川贝母钱半　粉猪苓钱半　通草一钱

加干荷蒂二枚。井水煎。

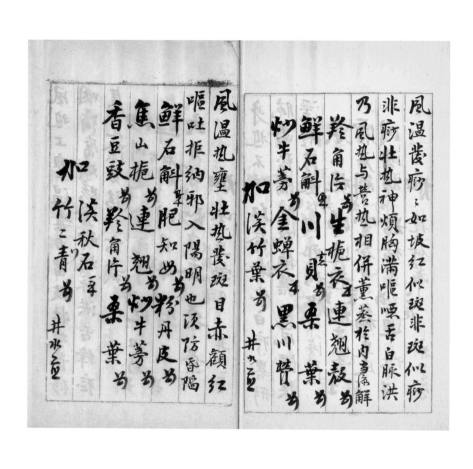

風溫發疹及如坡红似斑非斑似疹
非疹壯热神煩胸滿嘔噯舌白脈洪
乃風热与瞀热相併薰蒸柊肉豪深解
羚角防を　生柜衣を連翹殻を
鮮石斛を川　贝を栗叶を
炒牛蒡を金蟬衣を黒川贅を
加淡竹菓を　井水之る

風溫热壅壮热發斑目赤額红
嘔吐拒納邪入陽明也頂防昏隔
鮮石斛を肥知母を粉丹皮を
焦山栀を連翹を炒牛蒡を
香豆鼓を羚角片を栗葉を
加淡秋石を　羚角片を栗葉を
加竹之青を　井水之る

风温发痧，痧如坡红，似斑非斑，似痧非痧，壮热神烦，胸满呕恶，舌白脉洪。乃风热与营热相并薰蒸于内，当凉解。

羚角片钱半　生栀衣一钱　连翘壳钱半　鲜石斛四钱　川贝（去心）钱半　桑叶钱半　炒牛蒡钱半　金蝉衣一钱　黑川郁钱半

加淡竹叶钱半。井水煎。

风温热壅，壮热发斑，目赤颧红，呕吐拒纳，邪入阳明也。须防昏陷。

鲜石斛五钱　肥知母钱半　粉丹皮钱半　焦山栀钱半　连翘钱半　炒牛蒡钱半　香豆豉钱半　羚角片钱半　桑叶钱半

加淡秋石三钱、竹二青（炒）钱半。井水煎。

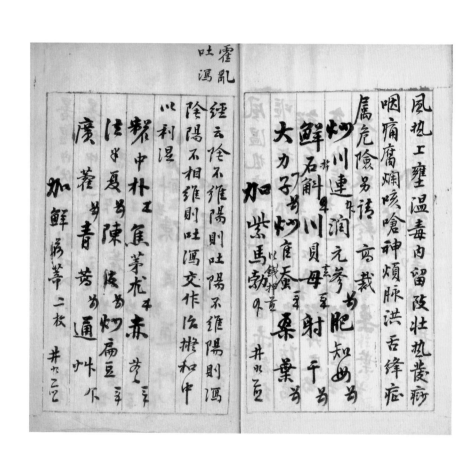

霍亂
吐瀉

經云陰不維陽則吐陽不維陽則瀉
陰陽不相維則吐瀉交作佐撝和中
以利温
蓽中朴王 崔茅尤本 赤苓三
淡半夏为 陳凌为 炒扁豆半
廣藿梗青蒿为 通艸不
如鮮荷蒂二枚 井水二盃

風热工壅溫毒內留陂壯热發疹
咽痛腐爛咳嗆神煩脈洪舌絳痙
屬危險另诸 商裁
炒川連些 元参蒙 肥知母为
鮮石斛半 川貝母半 射干为
大力子为 炒僵蚕半 桑葉为
如紫馬勃为 井水二盃

风热上壅，温毒内留，致壮热发痧，咽痛腐烂，咳呛神烦，脉洪舌绛。症属危险，另请高裁。

炒川连五分　润元参钱半　肥知母钱半　鲜石斛（杵）四钱　川贝母（去心）三钱　射干钱半　大力子（炒）钱半　炒僵蚕三钱　桑叶钱半

加紫马勃（以钱押煎）四分。井水煎。

霍乱吐泻

《经》云：阴不维阳则吐，阳不维阳则泻，阴阳不相维则吐泻交作。治拟和中以利湿。

制中朴一钱　焦茅术一钱　赤苓三钱　法半夏钱半　陈皮钱半　炒扁豆三钱　广藿钱半　青蒿钱半　通草八分

加鲜荷蒂二枚。井水煎。

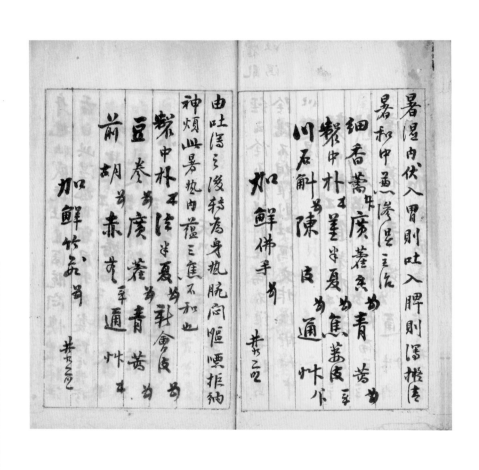

暑温内伏入胃則吐入脾則溏泄瀉

暑和中蓋一連泿温三法

細香薷鱼廣藿鱼青蒿

馨中朴芚羹半夏芚焦薏皮芚

川石斛芚陳皮芚通艸芷

加鮮佛手芷

共十二味

由吐瀉之後轉為身熱脘悶嘔噁拒納

神煩此暑熱內蘊三焦不和也

馨中朴芚佩半夏芚軟會皮芷

豆卷芚廣藿芚青蒿芚

前胡芚赤苓芷通艸芷

加鮮竹茹芷

共十二味

暑湿内伏，入胃则吐，入脾则泻。拟清暑和中，兼渗湿主治。

细香薷五分　广藿香钱半　青蒿钱半　制中朴一钱　姜半夏钱半　焦蒌皮三钱　川石斛钱半　陈皮钱半　通草八分

加鲜佛手钱半。井水煎。

由吐泻之后，转为身热脘闷，呕恶拒纳神烦。此暑热内蕴，三焦不和也。

制中朴一钱　法半夏钱半　新会皮钱半　豆卷钱半　广藿钱半　青蒿钱半　前胡钱半　赤苓三钱　通草一钱

加鲜竹茹钱半。井水煎。

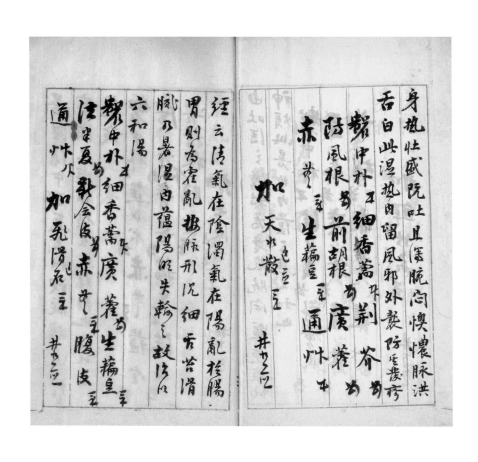

經云清氣在陰濁氣在陽亂於腸
胃則為霍亂掄脉形況細舌苔滑
膩乃暑溫內蘊陽明失輸之故治以
六和湯
磬中朴 王細香薷 廣藿 生藊豆
佐冬夏歡会皮 赤苓 腹皮
通艸仈 加冬滑石名

身热壮盛脘吐且泻腕闷懊憹懷脉洪
舌白此温热内留风邪外鼓防霉发疹
磬中朴王細香薷 荊芥
防風根 前胡根 廣藿
赤芩 生藊豆 通艸
加 天水散

身热壮盛，既吐且泻，脘闷懊憹，脉洪舌白。此湿热内留，风邪外袭，防其发疹。

制中朴一钱　细香薷五分　荆芥钱半　防风根钱半　前胡根钱半　广藿钱半　赤苓三钱　生扁豆三钱　通草一钱

加天水散（包煎）三钱。井水煎。

《经》云：清气在阴，浊气在阳，乱于肠胃则为霍乱。按脉形沉细，舌苔滑腻，乃暑湿内蕴，阳明失输之。故治以六和汤。

制中朴一钱　细香薷五分　广藿钱半　生扁豆三钱　法半夏钱半　新会皮钱半　赤苓三钱　腹皮三钱　通草八分

加飞滑石（包）三钱。井水煎。

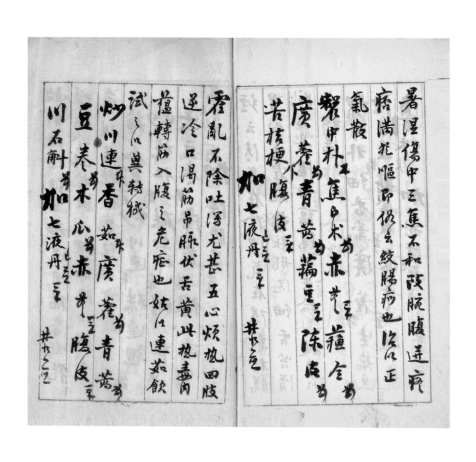

暑湿伤中三焦不和脘腹迸痛

痞满死呕即便会绞肠痧也治在正

气散

饔中朴焦白术 赤苓 藿全
广藿 青蒿 藊豆 陈皮
苦桔梗 腹皮 加七渡丹

霍乱不除吐浮尤甚五心烦枞四肢

逆冷口渴筋吊脉伏舌黄此枢毒肉

蕴转筋入腹之危症也姑以连茹饮

试之以冀转机

炒川连 香茹 广藿 青蒿
豆卷 木瓜 赤苓 腹皮
川石斛 加七渡丹

暑湿伤中，三焦不和，致脘腹迸疼，痞满干呕，即俗云绞肠痧也。治以正气散。

制中朴一钱　焦白术钱半　赤苓三钱　苏全钱半　广藿钱半　青蒿钱半　扁豆三钱　陈皮钱半　苦桔梗八分　腹皮三钱

加七液丹（包煎）三钱。井水煎。

霍乱不除，吐泻尤甚，五心烦热，四肢逆冷，口渴筋吊，脉伏舌黄。此热毒内蕴，转筋入腹之危症也。姑以连薷饮试之。以冀转机。

炒川连五分　香薷五分　广藿钱半　青蒿钱半　豆卷钱半　木瓜钱半　赤苓三钱　腹皮三钱　川石斛钱半

加七液丹（包煎）三钱。井水煎。

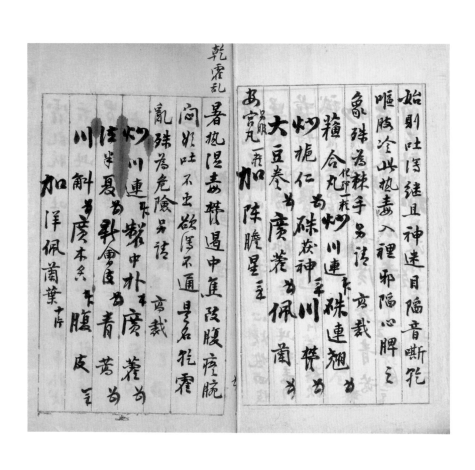

始则吐泻，继且神迷，目陷音嘶，干呕肢冷。此热毒入里，邪陷心脾之象。殊为棘手，另请高裁。

苏合丸（化冲）一粒　炒川连五分　朱连翘钱半　炒栀仁钱半　朱茯神三钱　川郁钱半　大豆卷钱半　广藿钱半　佩兰钱半

安宫丸（另服）一粒。加陈胆星三钱。

干霍乱

暑热湿毒，郁遏中焦，致腹疼脘闷，欲吐不出，欲泻不通。是名干霍乱，殊为危险，另请高裁。

炒川连五分　制中朴一钱　广藿钱半　法半夏钱半　新会皮钱半　青蒿钱半　川斛钱半　广木香五分　腹皮三钱

加洋佩兰叶十片。

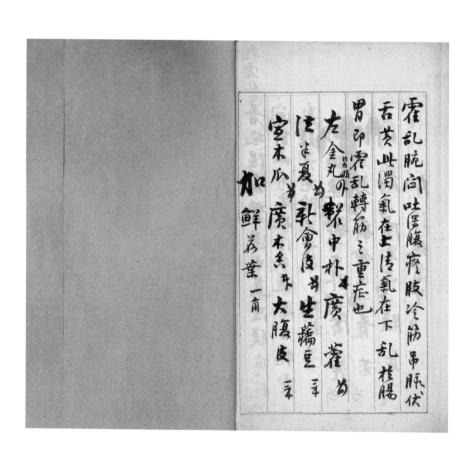

霍乱脘闷吐泻腹疼肢冷筋吊脉伏

舌黄此濁氣在上清氣在下乱椎腸

胃即霍乱轉筋之重症也

左 金丸二分另研吞　製中朴　廣藿

　　　法半夏　款會皮　生藊豆

　　宣木瓜　廣木香　大腹皮

　加鮮荷葉一角

霍乱脘闷，吐泻腹疼，肢冷筋吊，脉伏舌黄。此浊气在上，清气在下，乱于肠胃，即霍乱转筋之重症也。

左金丸（另服）四分　制中朴一钱　广藿钱半　法半夏钱半　新会皮钱半　生扁豆三钱　宣木瓜钱半　广木香五分　大腹皮三钱

加鲜荷叶一角。

临证随录

蔡小香 著

王海丽 校注

上海蔡氏妇科历代家藏医著集成

临证随录

陸右

妊娠已有二月平苦嗜生冷好納涼值此
酷暑萬天又感暑邪暏　晚腹連痛難忍恶心
堪渗拟微辛形神腰疼脈細小潘舌狠黄隧泛陈
理气投之庶案也不致惧額頂巴生泠畏天

霍石斛　白叅皮車　藿梗
鮮荷杆八分川樸　老夏梗
仙露夏　陳廣皮　青蒿梗
後豆鼓　犯鮮佛手白

陆右，妇叶芬

妊娠将三月，平昔嗜生冷好纳凉。值此酷热数天，又感以暑，阻以湿，致脘腹迸疼，难忍不堪，淡热微寒，形神瘦弱，脉细小涩，舌根黄腻，从疏理一法投之，庶寒热不致增剧，须忌生冷数天，泺水煎。

霍石斛钱半　白苓皮五钱　藿梗二钱　制中朴八钱　川郁钱半　老苏梗三钱　仙露夏钱半　陈广皮（盐水炒）钱半　青蒿梗二钱　淡豆豉钱半

加鲜佛手白三钱、鲜葱白三个。

巢崇山用左法加夏陈不效，痛尤甚，此方大效，□□①豆豉、青蒿、葱白也。

---

① □□：此两字漫漶不清，下同。

又覆诊 眠一剂咬痛不作 诸 恙 鬆起身快

裤步復如常 惟 细不覺 爽 精神疲頓大

便暑湿想由暑湿下达未尽乃 拔涤細肉焦羊

不见安舌根尚黄 再毕前法 加帖 係水真一帖

粉甘外五分 青蒿高搜 老蔻搜 川樸搜

淡金斛一予 仙露夏 羅搜 搁一口

淡豆豉 羅 搜 虎方通 佛蒺一二

草皮 赤苓 虎方通 鮮荷蒂一二予

又覆诊 浮障理法之剂 庶对談笑如常 納後仍未

畅形神頓復 脳動如前 彤細猶被舌绛

蚍暑湿白疸密氣已傷豆和脾土佐以清暑搜

之以幸醒六分 早食至晚 并以真一伏 砂搜

蚍辰丸 白茶皮予 且萬及 廣皮予

鮮金斛 仙露夏 羅搜 青蒿搜

蔫勃夜予 厚朴 花八分

川樸予 加鮮荷搜定 南右蒂干

又复诊　服一剂而痛不作，诸恙渐松，起身床褥，步履如常，惟纳不觉爽，精神疲软，大便带溏，想由暑湿下注未清耳。按脉细而紧革不见数，舌根尚黄，再照前法加减，泺水煎一帖。

制中朴五分　青蒿梗钱半　老苏梗钱半　淡金斛三钱　仙露夏钱半　川郁钱半　淡豆豉钱半　藿梗钱半　橘白（盐水炒）钱半　带皮苓四钱　片方通一钱

加鲜荷蒂三个、鲜佛手白三钱。

又复诊　得疏理法二剂，应对谈笑如常，惟纳后仍未畅，形神虽顿瘦而胎动者如前，脉细滑软，舌绛根黄。此暑湿内恋，正气已伤，宜和脾土佐以清理法投之，而荤腥不可早食，至嘱。井水煎一帖。

炒芪皮钱半　白苓皮五钱　焦姜皮钱半　广皮（盐水炒）钱半　鲜金斛（打）四钱　仙露夏钱半　藿梗钱半　青蒿梗钱半　扁豆衣（炒）三钱　川郁钱半

加厚朴花八分、鲜荷梗二尺、南瓜蒂一个。

又覆診　諸症翳矣真元未復脈尚細滑軟弱少
神氣多倦少津怳惚之體又照應二回盡天
抱薑未免陰損陽㷀車改動俟遂不致達脊魯
爰仿滋養營陰参入達理法訓之處可收全效
乃促晚食起居首宜謹防以力忍寗甚

吳鹿甲四　白歸芍四　　赤麥冬四　羅桉
西厚参木　川柰貝四　仙蘆夏四　摘芎
鮮金斛四　　加鮮荷梗　仙蘆夏四摘芎
二䏌

又覆診　脈尚細滑軟事體怯弱何可令照元
之曰長沉舌律少津營陰之故暑趣傷可
知矣頃再滋養安眠和入調理法訓日內服
十劑可安矣年可中止致生後患

明歸身四　真白芍四　白苓四
吳鹿甲四葦青蒿取白四
西厚参四流氣四
昭虎皮手　加鮮荷梗二八
加南而蕈二枚

半芎可打入
赤苓牧四
必其胃采
加蘆朋賀
去四以莵莉
減翹玄心母安
飯飲川中方

又复诊　诸恙松头，真元未复，脉尚细滑软而少神，舌绛少液。怯弱之体又胎怀三月，数天抱恙，未免隐损胎元所本，攻动依然，不致堕落。爰以滋养营阴，参入清理法试之，庶可收全效焉。但饮食起居诸宜自慎，而不可忽，嘱甚。

炙龟甲四钱　白茯苓四钱　香青蒿钱半　藿梗钱半　西洋参（元米炒）一钱　川贝（去心）钱半　仙露夏钱半　橘白（盐水炒）钱半　鲜金斛（打）四钱

加鲜荷梗二尺、鲜佛手白三钱、阴阳水煎二帖。

又复诊　脉尚细滑软，秉体怯弱，何以令胎元之日长，况舌绛少液，营阴之被暑热伤可知矣。宜再滋养安胎，加入清理法，间日而服，十剂则安以，本勿中止，致生后患。阴阳水煎。

炒归身钱半　焦白芍钱半　白苓四钱　炙龟甲五钱　青蒿梗钱半　橘白（盐水炒）钱半　西洋参（片）钱半　苋冬肉三钱　藿梗钱半　炒芪皮三钱

加鲜荷梗（去刺）二尺，南瓜蒂二枚。

此方可加入土炒于术钱半，如其胃呆加藿斛、仙夏各一钱半，以芪皮减轻之。如再要复诊，须以此方分开，酌用，不可用完。

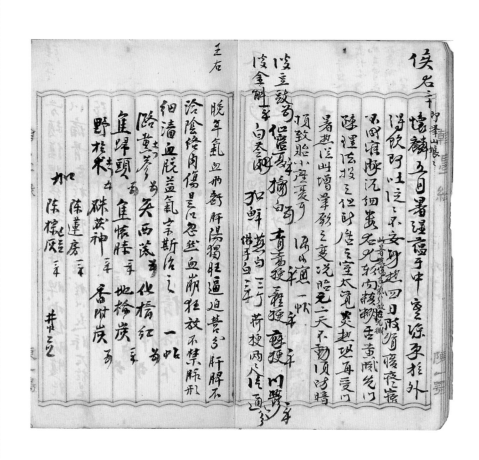

侯名 門拳山壤之

懷麟五月暑運瘟于中宮涂漆孕推外

得飲阿土泛之不安身热四日脈滑疼疹癌

思門瘴脈沉細甍名丸轻陷核糊舌黄賦气門

跧運医投之但邪佔豆室太覺熱超跐再受门

暑热送此增掌勄之变沉脫完二天不动頂防瘠

頂致貽小産憂乃

  濂水滝一帆　　淡豆豉三司　但躄妥摅白芍

  青蒿梗　蘿苵　　再搜　川雙　陵金解　白参
  加鲜　藚白三勺　荷梗兩尺俌通之

  陵金解一　白参

  淡豆豉三　但躄妥摅白芍

  王右

  晚年氣血卅奇肝陽獨旺逼迫营多肝脾不

  治陰絡肉傷是巳忽然血崩狂故不禁脈形

  細濡血脫益氣宗斯法之　　　　一帖

  陰萁参　　矢西茋妥　　化榍红

  降萁参　　焦帳膝　地榆炭

  焦澤頭　　珠茯神　　香附炭

  野枔米　　陳蓮房　　加
            陳標陝　井棕灵

侯右，二十，即举山娘娘

怀麟五月，暑湿蕴于中，寒凉束于外，得饮即吐，泛泛不安，身热四日，肢脊酸疼，寤不成寐。脉沉细数，右尤软而模糊（此暑热伤及气分，故右尤微），舌黄腻，先以疏理法投之，但卧所居之室太觉炎热，恐再受以暑热，从此增晕厥之变。况胎元二天不动，须防暗损致胎小产，忧耳。泺水煎一帖。

淡豆豉钱半　仙露夏二钱　橘白钱半　青蒿梗二钱　藿梗二钱　苏梗二钱　川郁三钱　淡金斛三钱　白苓皮四钱

加鲜葱白三个、佛手白三钱、荷梗二尺、片通八分。

王右

晚年气血两亏，肝阳独旺，逼迫营分，肝脾不洽，阴络内伤，是以忽然血崩，狂放不禁，脉形细涩，血脱益气，宗斯治之。一帖。

潞党参（土炒）钱半　炙西芪钱半　化橘红钱半　焦归头钱半　焦怀膝三钱　地榆炭三钱　野于术（土炒）钱半　朱茯神三钱　香附炭钱半

加陈莲房三钱、陈棕灰（包煎）三钱。井水煎。

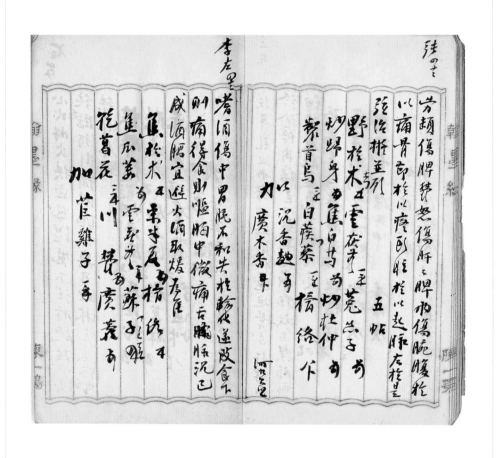

芳頓傷脾發怒傷肝之脾水傷腕腹痛
以痛胃即悃以瘦即眶悃以趁脉左右呈
弦治擬莶剛

野稜术五雲茯苓一錢蔻苡子一錢
炒歸身四焦白芍一錢炒杜仲一錢
紫首烏三白蒺藜三橘絡一錢

以沉香麯一錢
力廣木香一錢

五帖

嗜酒傷中胃悗不和失榁輸化達改食乀
則痛得食則嘔悃中微痛右臑脉沉已
咸酒腸宜遅火酒取暖之任

野稜术五焦麥芽一橘絡一錢
焦瓜蔞一雲茯苓一錢蘇子一錢
花菖花二斤川貝二廣藿香三

加苣雞子二隻

张，四十二

劳顿伤脾，郁怒伤肝，肝脾两伤，脘腹于以痛，骨节于以疼，头眩于以起，脉左于是弦，治拟并顾。

野于术（土炒）一钱　云茯苓三钱　菟丝子钱半　炒归身钱半　焦白芍钱半　炒杜仲钱半　制首乌三钱　白蒺藜（炒）三钱　橘络八分

加沉香曲钱半、广木香五分。河水煎。

李左，四十二

嗜酒伤中，胃脘不和，失于输化，遂致食下则痛，得食则呕，胸中微痛，舌腻脉沉，已成酒膈，宜避火酒取媛为佳。

焦于术一钱　宋半夏钱半　橘络一钱　焦瓜蒌钱半　云茯苓三钱　苏子（炒．包煎）四钱　干葛花三钱　川郁钱半　广藿钱半

加苣鸡子三钱。

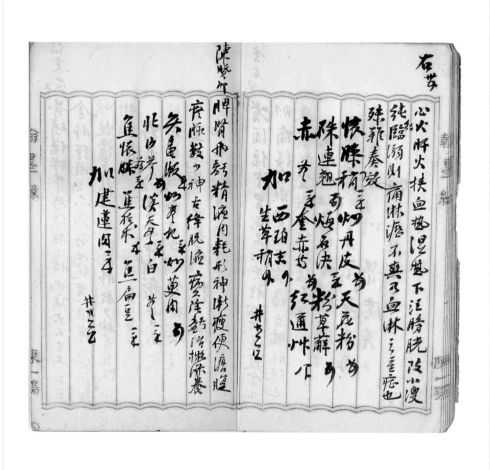

右方

心火肝火挟血热湿热下注膀胱改小溲

純臨溺則痛淋溺不與血淋之異症也

殊非奏效

赤芍　三　金赤芍　為紅通州　川

陳連翹　　海石決　為粉草薜　為

懷膝有　三　炒丹皮　三　天花粉　為

加　西珀末　　生草梢　川

井艹之乙

陳鬱所　脾腎所舒　精液内耗神澀疲便溏膜

痰脈數　神舌　右肆脫溺　痰隆精培承養

吳萸炒　如吳九　炒茰肉　四

北沙參　炒浸天冬　淡白　芍　三

隹懷膝　連税米　本荳　扁豆　三

加建蓮肉　半

井艹之乙

右，三十五

心火肝火挟血热、湿热下注膀胱，致小溲纯红，临溺则痛，淋漓不爽，乃血淋之重症也。殊难奏效。

怀膝梢三钱　炒丹皮钱半　天花粉钱半　朱连翘钱半　煅石决三钱粉草薢钱半　赤苓三钱　奎赤芍钱半　红通草八分

加西珀末四分、生草梢四分。

井水煎。

陈赞□

脾肾两亏，精液内耗，形神渐瘦，便溏腹疼，脉数少神，舌绛脱液，病久阴亏，治拟滋养。

炙龟版五钱　炒枣杞三钱　炒萸肉钱半　北沙参钱半　淡天冬三钱白苓三钱　焦怀药三钱　焦于术一钱　焦扁豆三钱

加建莲肉三钱。井水煎。

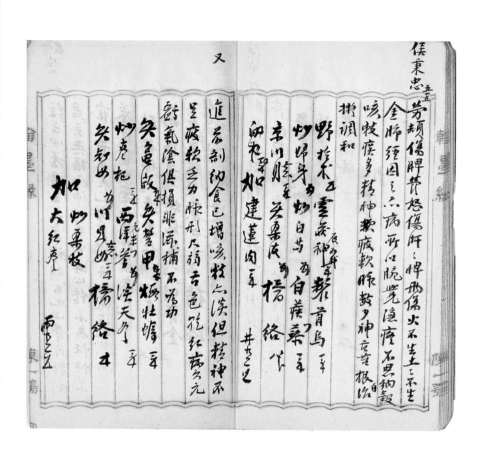

侯東忠

勞頓傷脾費怒傷肝肝火不生土之不生

金肺�詞因之火病所口脘覺隱癢不思納穀

咳嗽癢多精神萎疲軟脉數少神宜根治

擬調和

野於朮 雲苓 神麴首烏

炒歸身 炒白芍 白蒺藜

辛川貝 桑白皮 橘絡

鈎鈎 如建蓮肉

又

進苓剖細食已增咳脉六滇但精神不

足疲軟乏力脉形尺弱舌色乾紅病久元

氣漸滄俱損非滋補不為功

兔童故 炙鱉甲 煅牡蠣

炒庵 起 西黨參 淡天冬

炙細辛 焦川貝 橘絡木

如炒穀芽

加大紅棗

翁慰象

雨七乙 東一傷

侯秉忠，五十五

劳顿伤脾，郁怒伤肝，肝脾两伤，火不生土，土不生金，肺经因之亦病，所以脘觉隐痛，不思纳谷，咳嗽痰多，精神疲软，脉数少神，舌苔根白，治拟调和。

野于术一钱　云茯神（辰砂拌）三钱　制首乌三钱　炒归身钱半　炒白芍钱半　白蒺藜（炒）三钱　京川贝（去心）三钱　炙桑皮钱半　橘络八分

加建莲肉三钱。井水煎。

又进前剂纳食已增，咳嗽亦淡，但精神不足，疲软乏力，脉形尺弱，舌色干红。病久元亏，气阴俱损，非滋补不为功。

炙龟版五钱　炙鳖甲五钱　煅牡蛎三钱　炒枣杞三钱　西洋参（元米炒）钱半　淡天冬三钱　炙知母钱半　川贝母（去心）三钱　橘络一钱

加炒桑枝、大红枣。雨水煎。

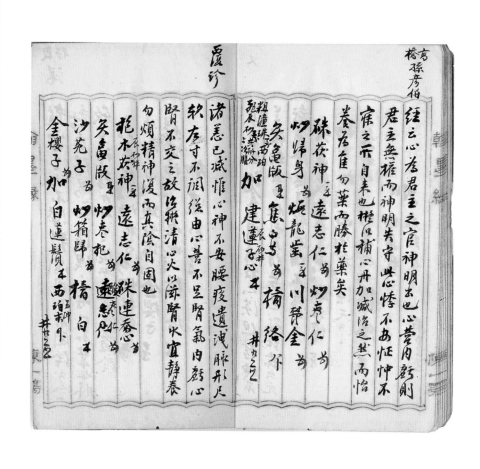

覆診　　　　　　　　　　　　高榑孫彦伯

經云心者君主之官神明出也心營月虧則
君主無權而神明失守怔悸不安怔忡不
寐之示自來也擬以補心丹加減治之然而怕
養為佳勿葉兩膝非藥矣

硃茯神　遠志仁　炒棗仁　炒
炒歸身　煨龍齒　川萆金
矢龜版　棗　橘絡
粗渣珠芩西珀辰砂砕研三二編同服
加　建蓮子心

諸惡已減惟心神不安腰痠遺洩脈弦尺
軟左寸不調緣由心善不足腎氣內虧心
腎不交之故法以撝清心火以藏腎水宜靜養
勿煩精神渡兩真陰自固也

炊木茯神　遠志仁　硃連憂
沙苑子　炒箱歸　橘白
金櫻子　加　白蓮鬚

高桥孙彦伯

《经》云：心为君主之官，神明出也。心营内亏，则君主无权而神明失守，此心悸不安，怔忡不寐之所自来也。拟以补心丹加减治之，然而怡养为佳，勿药而胜于药矣。

朱茯神三钱　远志仁钱半　炒枣仁钱半　炒归身钱半　煅龙齿三钱　川郁金钱半　炙龟版五钱　焦白芍钱半　橘络八分

加建莲子心（辰砂拌）一钱。井水煎（粗潼珠三分，西珀、飞辰砂三分，共研，分二次服）。

复诊　诸恙已减，惟心神不安，腰酸遗泄，脉形尺软，左寸不调，总由心营不足，肾气内亏，心肾不交之故。治拟清心火以滋肾水，宜静养勿烦，精神复而真阴自固也。

抱木茯神（辰砂拌）三钱　远志仁钱半　朱连翘心二钱　炙龟版五钱　炒枣杞钱半　酸枣仁钱半　沙苑子钱半　炒箱归钱半　橘白一钱　金樱子钱半

加白莲须一钱、西珀末（另冲）四分。井水煎。

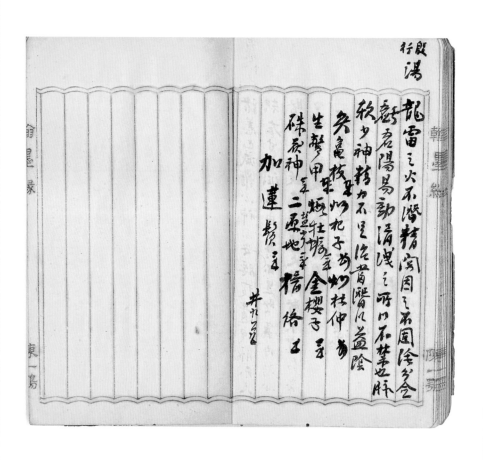

殷行湯

龍雷之火不潛精竅固之不固陰分含

魋君陽易動滑泄之呀以不禁也肝

秋少神精加不足佐普潛凡益陰

炙龜板　炒杞子　炒杜仲

生鱉甲　煅牡蠣　金櫻子

硃辰神　二原地　橘络玉

加蓮鬚

翁恩录

股行汤

龙雷之火不潜，精关因之不固，阴分愈亏，虚阳易动，滑泄之所以不禁也。脉软少神，精力不足，治当潜以益阴。

炙龟版五钱　炒杞子钱半　炒杜仲钱半　生鳖甲五钱　煅牡蛎三钱　金樱子三钱　朱茯神三钱　二原地（盐水炒）三钱　橘络一钱

加莲须三钱。井水煎。